U0335738

THE INTERPRETATION OF PHYSICAL EXAMINATION

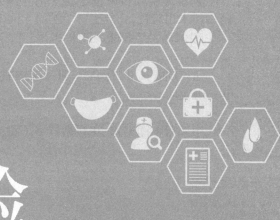

健康体检
项目解读

黄守清 ◎ 主编

《健康体检项目解读》编委会

主　　编：黄守清

副 主 编：林建著　施　洪

编　　委：杨　娜　余惠燕　池燕华　何玲琴　饶学军

　　　　　黎志义　彭渝涟　陈　男　傅达宏　雷　佳

　　　　　周小丽　林洪涛　方　丽

学术顾问：郑　安　陈德芳　李淑闽　李建卫　林福海

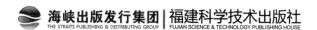
海峡出版发行集团｜福建科学技术出版社
THE STRAITS PUBLISHING & DISTRIBUTING GROUP　FUJIAN SCIENCE & TECHNOLOGY PUBLISHING HOUSE

图书在版编目（CIP）数据

健康体检项目解读 / 黄守清主编. —福州：福建
科学技术出版社，2021.11（2024.12重印）
　ISBN 978-7-5335-6518-3

　Ⅰ. ①健… Ⅱ. ①黄… Ⅲ. ①体格检查 – 基本知识
Ⅳ. ①R194.3

　中国版本图书馆CIP数据核字（2021）第153881号

书　　名	健康体检项目解读	
主　　编	黄守清	
出版发行	福建科学技术出版社	
社　　址	福州市东水路76号（邮编350001）	
网　　址	www.fjstp.com	
经　　销	福建新华发行（集团）有限责任公司	
印　　刷	永清县晔盛亚胶印有限公司	
开　　本	700毫米×1000毫米　1/16	
印　　张	12.25	
字　　数	428千字	
版　　次	2021年11月第1版	
印　　次	2024年12月第4次印刷	
书　　号	ISBN 978-7-5335-6518-3	
定　　价	36.00元	

书中如有印装质量问题，可直接向本社调换

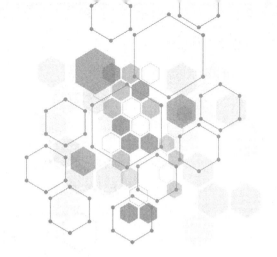

序言
FOREWORD

　　健康是人类永恒的追求。随着健康意识的不断增强，无论个人还是企业都对健康体检越来越重视。2000 年以来，健康体检机构在全国各地如雨后春笋般快速涌现。截至 2020 年，仅已经向国家卫生健康委员会医管中心备案登记的健康体检机构就有 5428 家，从业人员达 134595 人，已经成为医疗健康行业一支不可忽视的重要队伍。体检机构发展得太快、太多，而从事体检的医护人员又来自不同的专科、不同的专业、不同级别的医疗机构，导致从业人员的专业技能水平良莠不齐，完全跟不上机构发展的速度，存在着诸多问题。因此，如何提高健康体检行业从业人员的专业技能水平，已经成为健康体检行业亟待解决的难题。

　　2002 年，本人在福建省第二人民医院开展健康体检工作，带领团队取得较好的业绩，得到同行的高度认可；2016 年又参与创建了省属国有龙头企业——福建能源集团投资设立的福能健康管理中心，短短的五年时间，再创佳绩。经过近 20 年时间在健康体检行业的苦心经营，我们尝遍了体检中心学科建设过程中的酸甜苦辣，付出了许多的汗水，也收获了丰富的实践经验。于是我们萌生了把多年积累的经验分享给同行的想法，组织了以郑安教授、陈德芳教授、李淑闽教授、施洪副主任医师、林建著副主任检验师等专家为核心的编写团队，着手编写《健康体检项目解读》。团队历时 3 年多，数易其稿，终于完成了书稿。

《健康体检项目解读》以人体的八大系统为总纲，详细阐述了目前在各大体检中心常用的健康体检项目，从检查项目的意义、适用范围、关联项目、注意事项等方面对项目进行介绍，力求简洁明了，注重实用。

《健康体检项目解读》可以作为体检行业低年资医生（尤其是体检中心的开单医生）学习、工作的工具书，能够帮助他们方便、快捷地掌握体检项目相关的专业知识和技能，更好地开展体检工作。与此同时，本书也适合作为体检者了解、选择体检项目时的参考资料。

鉴于编写组各专家的专业及水平所限，分享的内容可能存在偏颇及差错之处，还望同行批评指正！

在此，我衷心地感谢我的团队，是你们在休息时间里的辛勤耕耘和无私奉献，才使本书得以顺利出版。我也代表本书编委会全体成员对帮助本书编写、校对的各位专家、同事、编辑人员表示最诚挚的感谢！

黄学情

2021 年 8 月

目 录
CONTENTS

第一章　呼吸系统

一、  神经元特异性烯醇化酶（NSE）检测

1. 项目意义

神经元特异性烯醇化酶（NSE）存在于神经元细胞和神经内分泌组织中。起源于神经内分泌细胞的肿瘤可产生过量的 NSE，导致血液中 NSE 浓度升高。因此，NSE 可以作为源自于神经内分泌细胞的肿瘤标志物辅助诊断。

2. 适用范围

（1）小细胞肺癌、神经母细胞瘤的早期诊断。

（2）健康体检。

3. 关联检测项目

（1）肺部肿瘤相关项目：CYFRA21-1、CEA、SCC。

（2）胸部 CT 平扫 + 三维重建。

4. 注意事项

（1）抽血前一天不吃过于油腻、高蛋白的食物，避免大量饮酒，血

液中的酒精成分会直接影响检验结果。

（2）采血时须空腹。

（3）溶血标本不可用。

（4）标本为血清，采用促凝管。

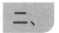 # 细胞角蛋白 19 片段（CYFRA21-1）检测

1. 项目意义

细胞角蛋白 19 片段（CYFRA21-1）是角蛋白 CK19 的可溶性片段，分泌入血液后可被检测到。角蛋白是一类上皮细胞的支架蛋白，有 20 余种，不易溶解，因细胞角蛋白 19 的可溶性片段能与两株单克隆抗体 KS19.1 和 BM19.21 特异性结合，故称为 CYFRA21-1。CYFRA21-1 不是器官特异性的蛋白，其主要分布于富含上皮细胞的组织或组织，如肺、乳腺、膀胱、肠道、子宫等，当这些组织发生恶变时，血液中的 CYFRA21-1 水平可见升高。

CYFRA21-1 检测具有以下意义。

（1）各类非小细胞肺癌 CYFRA21-1 阳性检出率为 70%~85%，且水平高低与肿瘤临床分期正相关。

（2）CYFRA21-1 对各型肺癌诊断的敏感性从高到低依次为鳞癌、腺癌、大细胞癌、小细胞癌。

（3）CYFRA21-1 对其他肿瘤，如头颈部、乳腺、宫颈、膀胱、消化道肿瘤均有一定的阳性率。

2. 适用范围

（1）非小细胞肺癌的鉴别诊断和预后评估。

（2）健康体检。

3. 关联检测项目

（1）肺部肿瘤相关项目：NSE、CEA、SCC。

（2）胸部 CT 平扫 + 三维重建。

4. 注意事项

（1）采血时须空腹。

（2）标本为血清，采用促凝管。

鳞状上皮细胞癌抗原（SCC）检测

1. 项目意义

鳞状上皮细胞癌抗原（SCC）在正常组织和血清中含量极微，而在鳞状细胞癌患者的血清中含量明显升高，是鳞状上皮细胞癌的特异性较好的诊断标志物，临床上用于这些肿瘤的诊断、监测等。

2. 适用范围

（1）肺部鳞状细胞癌的早期诊断。

（2）宫颈癌、子宫体癌、阴道癌、口腔癌、食管癌等的辅助诊断。

（3）健康体检。

3. 关联检测项目

（1）肺部肿瘤相关项目：NSE、CYFRA21-1、CEA。

（2）胸部 CT 平扫 + 三维重建。

4. 注意事项

（1）溶血标本不可用。

（2）标本为血清，采用促凝管。

四、 7 种肺癌自身抗体检测

1. 项目意义

7 种肺癌自身抗体检测是我国首个批准的肺小结节血液辅助检测指标。对于临床联合影像学评估肺小结节及发现早期肺癌有重要提示价值。正常情况下，只有体内存在过肿瘤细胞的人才会产生自身抗体。抗体阳性常见于肺癌高危人群，偶见于自身免疫系统疾病史人群或免疫紊乱人群。

7 种肺癌自身抗体的作用及其检测意义如下。

（1）自身抗体 p53。p53 是最早发现的抑癌基因之一，p53 蛋白能调节细胞周期以及避免细胞癌变的发生，在许多癌症病例中，p53 基因突变导致的 p53 蛋白失活是癌症产生的一个重要步骤，p53 蛋白是肺癌的发生发展中最重要的蛋白之一。自身抗体 p53 阳性，说明体内有异常增殖的细胞，即不受限制生长的细胞，提示可能有肺癌或癌前病变。

（2）自身抗体 PGP9.5。PGP9.5 是一种去泛素化水解酶，通过控制蛋白的水解来调节细胞周期，如果 PGP9.5 水解酶异常，将会促进未分化的体细胞无序生长和繁殖，也就是促进正常细胞向癌细胞转变，促进癌细胞的生长。自身抗体 PGP9.5 阳性，说明体内有异常水解蛋白，会促进正常细胞向癌细胞转变，提示可能有肺癌或癌前病变。

（3）自身抗体 SOX2。SOX2 是一种转录因子，通过控制 DNA 到 RNA的信息转录过程来调节细胞的生长与分化，如果 SOX2 转录因子异常，将会促进肺癌细胞的生存、增殖和转移。自身抗体 SOX2 阳性，说明体内出现了转录异常的细胞，提示可能有肺癌或癌前病变。

（4）自身抗体 GAGE7。GAGE7 是一种生长因子，该蛋白异常将会促进肿瘤细胞的生存、增殖和转移。自身抗体 GAGE7 阳性，说明体内出现了异常增殖的细胞，提示可能有肺癌或癌前病变。

（5）自身抗体 GBU4-5。GBU4-5 是一种 RNA 解旋酶，它在 DNA 信息翻译成蛋白质的过程中起重要作用。如果 GBU4-5 解旋酶异常将会导致遗传信息的错误翻译，导致正常细胞癌变。自身抗体 GBU4-5 阳性说明体内出现了基因不稳定的异常细胞，提示可能有肺癌或癌前病变。

（6）自身抗体 MAGE A1。MAGE A1 是一种生长因子，该生长因子异常能抵抗肿瘤细胞凋亡且能促进肿瘤细胞增殖转移。此外，MAGE A1 还能通过调节启动子的甲基化而控制转录。如果 MAGE A1 生长因子异常，将会促进肿瘤细胞的生存、增殖和转移。自身抗体 MAGE A1 阳性说明体内出现了异常增殖的细胞，提示可能有肺癌或癌前病变。

（7）自身抗体 CAGE。CAGE 是一种生长因子，该生长因子异常能抵抗肿瘤细胞凋亡并促进肿瘤细胞的生存、增殖和转移。自身抗体 CAGE 阳性说明体内出现了异常增殖的细胞，提示可能有肺癌或癌前病变。

2. 适用范围

（1）肺癌的早期诊断。

（2）肺结节随访的辅助检查。

（3）长期吸烟者。

（4）健康体检。

3. 关联检测项目

（1）肺部肿瘤相关项目：NSE、CYFRA21-1、CEA、SCC。

（2）胸部 CT 平扫 + 三维重建。

4. 注意事项

（1）避免使用严重溶血、严重脂浊的血清样本。

（2）标本为血清，采用促凝管。

五、 **EB 病毒检测**

1. 项目意义

EB 病毒（EBV）为脱氧核糖核酸病毒，EB 病毒感染后的宿主细胞可引起增生性感染和非增生性感染。机体感染后，就会产生 EBV 壳抗原的对应抗体 IgA，即 EBVCA-IgA 抗体。检测血清中 EBVCA-IgA，对鼻咽癌诊断有较大价值，鼻咽癌阳性符合率约为93%。另外，支气管肺癌、甲状腺癌、慢性鼻咽部炎症、传染性单核细胞增多症、非洲儿童淋巴瘤和霍奇金病也与 EB 病毒感染有关。

2. 适用范围

（1）传染性单核细胞增多症、淋巴细胞性鼻咽癌患者。

（2）健康体检。

3. 关联检测项目

（1）鼻咽部 CT 平扫 + 三维重建。

（2）鼻咽部 MRI 平扫。

4. 注意事项

（1）标本为血清，采用促凝管。

（2）约有 3.4% 健康人的 EB 病毒检测也可呈阳性。

六、 数字化 X 线胸部正侧位片 / 胸部平片

1. 项目意义

胸部平片检查，也称胸部摄片检查。胸部平片检查所得的 X 线影像远比透视时清晰，其优势为受检部位的影像永久保留在胶片上，可供分析、

讨论及复查对照，可作为科研资料保存。胸部平片适用于以下疾病的辅助诊断：肺部及气道病变；心脏大血管病变，观察其轮廓；纵隔和横膈病变；胸膜和胸壁病变；各种手术前常规检查；肋骨病变。胸部平片也可用于常规体格检查。

胸部平片检查结果有以下意义。

（1）肺野透亮度增高，伴肺纹理增浓增多，肋间隙增宽，见于肺气肿。

（2）肺野见斑点、斑片或斑片条索样阴影，见于肺炎、肺结核等。

（3）肺野见圆形或块状阴影，多见于肿瘤、肺化脓症、结核球等。

（4）肺野见空洞性病灶，多见于肺癌、肺结核、肺脓肿、肺孢子菌肺炎等。

（5）肺野见大片高密度阴影伴体积增大，可见于大叶性肺炎、肿瘤伴阻塞性肺炎、胸腔积液等。

（6）肺野见大片高密度阴影伴体积缩小，可见于肺不张、急性肺间质纤维化等。

（7）见肺野外带形成一条透亮带，其外无肺纹理，脏层胸膜边缘清晰可见，多为气胸。

（8）肋膈角消失或变钝，可见于胸腔积液、胸膜增厚等胸膜病变。

（9）心脏阴影普遍增大，可见于心包积液、心肌病等；心影向左下增大，可见于主动脉病变、高血压等；主动脉异常增宽，见于主动脉瘤。

2. 适用范围

（1）咳嗽、发热、疑似有肺部疾病者。

（2）健康体检。

3. 关联检测项目

（1）肺部肿瘤相关项目：NSE、CYFRA21-1、CEA、SCC。

（2）肺功能。

4. 注意事项

（1）受检者在摄片部位的外衣、饰物、敷料、内衣口袋中的物品等，应尽量除去。

（2）受检者一般采取直立位，不能直立的患者也可以采取平卧位。

（3）摄片时，受检者必须按照医生嘱咐，做深呼吸后屏气；否则继续保持呼吸动作会导致拍摄的 X 线片模糊，影响诊断。

（4）一般幼儿不适宜进行该项检查。

（5）孕妇及有备孕计划人群禁止进行该项检查。

七、 胸部 CT 平扫 + 三维重建

1. 项目意义

胸部 CT 平扫 + 三维重建主要用于观察肺及支气管病变，心脏大血管病变，纵隔、横膈病变等，还用于筛查早期肺癌。其具有以下意义。

（1）CT 有助于对 X 线胸片发现的问题进行定性诊断。

① CT 可鉴别肿块为囊性、实质性、脂肪性或钙化性。

② CT 可明确肿块的位置、范围，查明肿块与纵隔的解剖联属。

（2）CT 根据临床需要可检出 X 线胸片未发现的隐性病源。

①CT 可查明有无微小转移瘤，可显示肿瘤的存在及其部位、大小、数目，以便制订治疗方案。

②CT 引导经皮穿刺活检，使某些肿块能得到组织学诊断。

③若 X 线胸片及纤维支气管镜检查阴性，而痰瘤细胞阳性，应采用 CT 以查明肺内瘤源。

（3）CT 对支气管浸润、狭窄的程度及形态的显示逊于 X 线断层摄片，更次于支气管造影。

（4）CT 对病源的发现、定位及定量诊断较为可靠，对实质性肿块的定性诊断尚不够准确。

2. 适用范围

（1）各类胸部范围疾病的患者。（肺部疾病，如急慢性支气管炎、肺气肿、支气管扩张、肺炎、肺癌等患者；纵隔病变，如纵隔肿瘤、胸腺瘤、淋巴瘤等患者；心脏大血管病变，如主动脉粥样硬化患者）

（2）健康体检。

3. 关联检测项目

（1）肺部肿瘤相关项目：NSE、CYFRA21-1、CEA、SCC。

（2）肺功能。

4. 注意事项

（1）一般幼儿不适宜进行该项检查。

（2）孕妇及有备孕计划人群禁止进行该项检查。

八、　肺功能检查

1. 项目意义

肺功能检查是呼吸系统疾病的必要检查之一，对于早期检出肺、气道病变，评估疾病的病情严重程度及预后，评定药物或其他治疗方法的疗效，鉴别呼吸困难的原因，诊断病变部位，评估肺功能对手术的耐受力或劳动强度耐受力的影响及指导危重患者的监护等方面有重要的指导意义。

肺功能检查还具有以下特点。

（1）肺功能检查是一种物理检查方法，对身体无任何损伤，无痛苦和不适。

（2）肺功能检查具有敏感度高、重复检测方便和患者易于接受等优点。

（3）与 X 线胸片、CT 等检查相比，肺功能检查更侧重于了解肺部的功能性变化，是呼吸系统疾病的重要检查手段。

肺功能检查的异常结果往往有以下意义。

（1）阻塞性病变：指由于各种因素造成呼吸道狭窄而出现气流受阻的改变，其中以哮喘最为明显。

（2）限制性病变：指肺部呼吸运动受到限制而出现肺通气量减少的改变，如肺气肿、胸膜炎及液气胸等。这类疾病均有不同程度的肺通气量减少。

（3）混合性病变：指阻塞性病变和限制性病变兼而有之，如慢性阻塞性肺病及哮喘晚期、尘肺、小儿支气管肺炎等。

2. 适用范围

（1）反复上呼吸道感染者、慢性支气管炎患者。

（2）有吸烟史者。

（3）长期咳嗽、季节性咳喘发作者。

（4）胸片异常者。

（5）健康体检。

3. 关联检测项目

胸部 CT 平扫 + 三维重建。

4. 注意事项

（1）受检者夹住鼻子，保持用嘴呼吸，尽可能收紧口唇，保证测试过程中不漏气。

（2）尽可能配合操作者的口令，即时做呼气和吸气动作。

（3）尽最大可能吸气，然后以最大力量、最快速度呼出。

（4）近期有大咯血、气胸、巨大肺大泡且不准备手术者，严重高血压者，心功能不稳定者，不宜进行该项检测。

九、 鼻咽部 CT 平扫 + 三维重建

1. 项目意义

鼻咽部 CT 平扫 + 三维重建可筛查鼻咽部有无炎症、肿瘤等相关疾病。

2. 适用范围

（1）传染性单核细胞增多症患者。

（2）淋巴细胞性鼻咽癌患者。

（3）健康体检。

3. 关联检测项目

（1）耳鼻喉科查体。

（2）EB 病毒检测。

（3）纤维支气管镜。

4. 注意事项

（1）一般幼儿不适宜进行该项检查。

（2）孕妇及有备孕计划人群禁止进行该项检查。

十、 鼻咽部 MRI 平扫

1. 项目意义

鼻咽部 MRI 平扫对鼻咽部正常解剖以及病理解剖的显示比 CT 清晰全面。其多用于筛查鼻咽部及周围软组织、淋巴结有无炎症、肿瘤等相关疾病。

鼻咽部 MRI 平扫还有以下重要意义。

（1）能较早地显示鼻咽癌。

（2）能充分显示中晚期鼻咽癌的范围、大小与浸润深度，也较容易显示淋巴转移源。

（3）能较好地评估鼻咽癌放疗的效果。

（4）假阳性少。

2. 适用范围

（1）有鼻咽部恶性病变、鼻咽部良性病变、由其他部位侵入到鼻咽部黏膜间隙的病变、喉部良恶性肿瘤的患者。

（2）小儿阻塞性睡眠呼吸暂停、咽部脊索瘤、先天性鼻咽部狭窄及闭锁、慢性筛窦炎、慢性额窦炎、慢性单纯性咽炎、干酪性鼻炎、鼻咽肉瘤、鼻血管瘤患者。

（3）出现咽痛声哑、反复鼻出血、咽部灼热疼痛、歪鼻等症状者。

（4）筛查额窦、筛窦、上颌窦等部位有无肿瘤、炎症等相关疾病。

3. 关联检测项目

（1）耳鼻喉科查体。

（2）EB 病毒检测。

4. 注意事项

（1）绝对禁忌征：装有心脏起搏器、人造心脏金属瓣膜、冠状动脉支架、金属血管夹者及早期妊娠妇女。

（2）相对禁忌征：扫描区域内或附近含有铁磁性物品；幽闭恐惧症患者；不能平卧 30 分钟以上、神志不清、严重缺氧烦躁不安需要抢救的患者。

第二章　循环系统

 心肌酶检测

1. 项目意义

心肌酶是存在于心肌的多种酶的总称，包括谷草转氨酶、乳酸脱氢酶、肌酸激酶、肌酸激酶同工酶、α-羟丁酸脱氢酶等。急性心肌梗死时，因心肌细胞坏死而释放出心肌内多种酶，因此测定血清中心肌酶对诊断急性心肌梗死和评价溶栓的效果有一定价值。

2. 适用范围

（1）高血压、冠状动脉粥样硬化性心脏病（冠心病）、心绞痛患者。

（2）高血脂、高黏滞综合征（高黏血症）患者。

（3）肌营养不良者。

（4）健康体检。

3. 关联检测项目

（1）肝功能、肾功能、血脂、血糖。

（2）心脏彩超。

4. 注意事项

（1）检查之前需要空腹 8 个小时。

（2）检查前一天晚上，应避免吃油腻食物和饮酒。

（3）标本为血清，采用促凝管。

二、  脂蛋白（a）检测

1. 项目意义

脂蛋白（a）主要是在肝脏合成。其主要的生理功能是阻止血管内血块溶解，病理上可促进动脉粥样硬化形成。脂蛋白（a）水平持续升高与心绞痛、心肌梗死、脑出血有密切关系，是脑卒中和冠状动脉粥样硬化性心脏病的独立危险因子。脂蛋白（a）增高见于动脉粥样硬化性心脑血管疾病、急性心肌梗死、家族性高胆固醇血症、先天性高脂蛋白血症、糖尿病、大动脉瘤及某些癌症等，减低见于先天性脂蛋白（a）缺乏、肝脏疾病、酗酒、摄入新霉素等药物后。

2. 适用范围

（1）心绞痛、心肌梗死、脑出血、脑卒中患者。

（2）动脉粥样硬化性心脑血管疾病、家族性高胆固醇血症、先天性高脂蛋白血症、糖尿病、大动脉瘤患者。

（3）先天性脂蛋白（a）缺乏、肝脏疾病患者及酗酒者。

（4）健康体检。

3. 关联检测项目

（1）血同型半胱氨酸、血脂、血糖、肝功能。

（2）颈部血管彩超、心脑血管 CTA。

4. 注意事项

（1）采血时须空腹。

（2）标本为血清，采用促凝管。

三、 血同型半胱氨酸检测

1. 项目意义

　　同型半胱氨酸是一种含硫氨基酸，它是在蛋氨酸和半胱氨酸代谢过程中产生的重要中间产物，无法由饮食提供。正常人体内的同型半胱氨酸代谢需要叶酸、维生素 B_6 和维生素 B_{12}，当上述维生素缺乏时，同型半胱氨酸便会升高。高浓度同型半胱氨酸血症是动脉粥样硬化的独立危险因素，会增加心肌梗死和脑卒中的危险。此外，高浓度同型半胱氨酸血症也发生于先天代谢异常家族和甲基叶酸还原酶不足（约 10%）人群。

2. 适用范围

（1）有（或疑似有）遗传缺陷或突变致半胱氨酸代谢必需的酶缺乏者。

（2）营养状况不良，摄入的维生素 B_6、维生素 B_{12}、叶酸不足者。

（3）肾衰竭者。（其体内同型半胱氨酸比正常人高 2~4 倍，发生血管栓塞的概率显著增加）

（4）服用一些药物如卡马西平、异烟肼等的人群，以及一些疾病如恶性肿瘤、银屑病、甲状腺功能减退等的患者。（以上情况均可致同型半胱氨酸增高）

（5）大量摄入咖啡、酒精，吸烟，高脂饮食，精神压力过大者。（以上情况均可致同型半胱氨酸增高）

（6）疑似认知功能障碍者。（高半胱氨酸血症会导致认知功能障碍，严重的会导致产生阿尔茨海默病、精神分裂症等）

（7）健康体检。

3. 关联检测项目

（1）血液流变学、血脂、血糖、脂蛋白（a）、维生素 B_{12}、甲状腺功能检查。

（2）颅脑 MRA、心脑血管 CTA、TCD、脑血管功能检测（CVHI）、颈部血管彩超。

4. 注意事项

（1）检查前忌高脂饮食、吸烟、喝酒、熬夜。

（2）如服用卡马西平、异烟肼，可能导致结果增高。

四、　脂蛋白相关磷脂酶 A2（Lp-PLA2）检测

1. 项目意义

动脉粥样硬化是冠心病和脑卒中的主要病理基础，粥样斑块稳定性评价是心脑血管事件诊断的关键。Lp-PLA2 是粥样斑块稳定性的评价指标，其参与动脉粥样硬化的发生、发展、斑块破裂及脱落的整个过程，所以比其他指标（LDL、hs-CRP）具有更高的特异性。研究显示，急性心脑血管事件的发生跟斑块的大小关系不大，而跟斑块的稳定性更相关，而且越不稳定的斑块，Lp-PLA2 水平越高。所以有必要对危险因素的人群进行斑块稳定性检测，做到早诊断、早治疗。对于已经发生了心脑血管疾病的患者，如心肌梗死、脑梗死等，可监测 Lp-PLA2 水平，判断患者病情严重程度、预后等。同时，临床上他汀类药物可以协同降低 Lp-PLA2 水平，对于这类人群，可以通过监测 Lp-PLA2 水平来评价药物疗效。

2. 适用范围

（1）长期抽烟、饮酒，高工作压力或高工作强度者。

（2）肥胖、2 型糖尿病、"三高"（高血压、高血糖、高血脂）人群。

（3）健康体检。

3. 关联检测项目

（1）血液流变学、血脂、血糖、脂蛋白（a）、血同型半胱氨酸、MPO。

（2）颅脑 MRA、心脑血管 CTA、TCD、脑血管功能检测（CVHI）、颈部血管彩超、心脏彩超。

4. 注意事项

（1）采血时须空腹。

（2）标本为血清，采用促凝管。

五、 外周血髓过氧化物酶（MPO）检测

1. 项目意义

外周血髓过氧化物酶（MPO）为中性粒细胞中嗜天青颗粒的氧化酶，是中性粒细胞活化的标志物，可作为炎症诊断工具。MPO 及其衍生物可促进泡沫细胞形成，引起内皮细胞功能障碍，导致动脉粥样硬化形成，并参与了动脉粥样斑块的发展演变过程，是动脉粥样硬化疾病诊断和风险评估的生物标志物。MPO 对急性冠状动脉综合征有较好的早期诊断临床价值。

MPO 检测还有以下重要意义。

（1）MPO 可预测未来发生心脑血管疾病的风险。

（2）MPO 可以动态监测动脉粥样硬化炎症程度即斑块稳定性。

（3）MPO 水平升高超过正常值，表明存在心脑血管炎症反应。

2. 适用范围

（1）急性冠状动脉综合征、心脑血管疾病患者。

（2）"三高"人群、肥胖者。

（3）长期吸烟、嗜酒者。

（4）健康体检。

3. 关联检测项目

（1）血液流变学、血脂、血糖、脂蛋白（a）、血同型半胱氨酸、Lp-PLA2。

（2）颅脑 MRA、心脑血管 CTA、TCD、脑血管功能检测（CVHI）、颈部血管彩超、心脏彩超。

4. 注意事项

（1）采血时须空腹。

（2）标本为血清，采用促凝管。

六、　N 末端 B 型尿钠肽前体（NT-proBNP）检测

1. 项目意义

N 末端 B 型尿钠肽前体（NT-proBNP）是具有利钠利尿作用的一组内源性肽，是 BNP 激素原分裂后没有活性的 N 末端片段，其半衰期长于 BNP，稳定性优于 BNP，能更好地反映心功能的状况，是诊断慢性心力心衰最好的心肌标志物，在筛查高危人群和指导心力衰竭患者的治疗等方面发挥重要作用。

2. 适用范围

（1）早期心肌梗死诊断。

（2）心血管疾病患者。

（3）健康体检。

3. 关联检测项目

（1）血液流变学、血脂、血糖、脂蛋白（a）、血同型半胱氨酸、Lp-PLA2、MPO。

（2）颅脑 MRA、心脑血管 CTA、TCD、脑血管功能检测（CVHI）、颈部血管彩超、心脏彩超。

4. 注意事项

（1）采血时须空腹。

（2）标本为血清，采用促凝管。

七、 抗凝血酶Ⅲ（AT-Ⅲ）检测

1. 项目意义

抗凝血酶Ⅲ（AT-Ⅲ）是一种抗凝物质，占血浆总生理抗凝活性的70% 左右，主要是通过与肝素结合后抑制凝血酶、活化的 X 因子活性而起抗凝作用。

AT-Ⅲ检测还有以下重要意义。

（1）肝素抗凝治疗前的评估及肝素治疗的疗效判断：当 AT- Ⅲ 为 70% 时，肝素作用约降低 65%；当 AT- Ⅲ 为 50% 时，肝素作用只有原来的 1/5，应考虑补充 AT- Ⅲ。

（2）AT- Ⅲ检测可用于易栓症诊断。

（3）AT- Ⅲ检测可用于血栓及血栓前状态风险性及预后评估，AT- Ⅲ 水平越低，病情越严重预后则越不良。

（4）AT- Ⅲ检测可用于弥散性血管内凝血（DIC）的病程监测、疗效判断和预后评估。

（5）AT- Ⅲ检测可用于严重肝病、肾病综合征病情判断、血栓预防。

2. 适用范围

（1）心脑血管疾病患者。

（2）糖尿病、高血压患者。

（3）肝病、肾病综合征患者。

（4）健康体检。

3. 关联检测项目

（1）血液流变学、凝血四项、血小板聚集功能、血脂、血糖、脂蛋白（a）。

（2）心脏彩超、全腹彩超。

4. 注意事项

（1）采血时须空腹。

（2）标本为血浆，采用枸橼酸钠抗凝管。

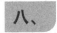 八、 血小板聚集功能检测

1. 项目意义

血小板聚集功能是指血小板与血小板之间的互相黏附功能。在体内，血小板聚集功能增强容易形成血栓，血小板聚集功能减弱容易引起皮肤黏膜出血。所有血小板聚集功能是否正常与机体血栓形成或皮肤、黏膜出血有直接的关系。血小板聚集功能长期处于增强的状态，是血栓形成的危险因素，是血栓前的一种状态，容易诱发心肌梗死、脑梗死、肺梗死、深静脉血栓形成及外周动脉闭塞等血栓性疾病。若患者同时伴有高血压、冠状动脉粥样硬化性心脏病、糖尿病、高脂血症、高黏滞综合征、肥胖症等疾病，形成血栓的危险性则更高。相反，若血小板聚集功能长期处于减弱的状态则容易造成皮肤、黏膜的出血，如皮肤紫癜、鼻黏膜出血、牙龈出血等。临床上即便患者血小板计数正常，若其血小板聚集功能减弱，术后仍有出血的可能。

2. 适用范围

（1）心肌梗死、脑梗死、肺梗死、深静脉血栓、外周动脉闭塞患者。

（2）高血压、冠状动脉粥样硬化性心脏病、糖尿病、高脂血症、高黏滞综合征（高黏血症）、肥胖症患者。

（3）皮肤紫癜、鼻黏膜出血、牙龈出血患者。

（4）健康体检。

3. 关联检测项目

（1）血液流变学、血脂、血糖、脂蛋白（a）、凝血四项、Lp-PLA2、MPO。

（2）颈部血管彩超。

4. 注意事项

（1）采血时须空腹。

（2）标本为血浆，采用枸橼酸钠抗凝管。

九、　心脏彩超

1. 项目意义

心脏彩超是通过动态显示心腔内结构、心脏搏动和血液流动的速度，来探知心脏内部腔室是否扩大及收缩功能是否有异常，及观察心脏内部及大血管的血流方向和流速的一项检查。其还可用于评估心室舒张功能和瓣膜功能（判断瓣膜狭窄或关闭不全的严重程度），协助临床诊断。

2. 适用范围

（1）疑似缺血性心脏病患者的诊断。

（2）心脏衰竭患者的病因诊断。

（3）临床怀疑先天性冠状动脉畸形的人群。

（4）评估冠脉搭桥术后移植静脉的结构和狭窄程度。

（5）冠状动脉内支架再狭窄的人群。

（6）健康体检。

3. 关联检测项目

（1）心肌酶、肌钙蛋白、血同型半胱氨酸、血液流变学、脂蛋白（a）、Lp-PLA2、MPO。

（2）冠脉 CTA+ 钙化积分 + 三维重建。

（3）心电图。

（4）动态心电图。

（5）动态血压。

4. 注意事项

（1）最好在空腹时进行检测，以便同时进行其他相关检查。

（2）检查前一天需要保证充足睡眠。

十、 颈部血管彩超

1. 项目意义

颈部血管彩超是一项用于检查动脉血管是否正常的辅助检查。颈动脉超声是诊断、评估颈动脉壁病变的有效手段之一，在动脉粥样硬化的流行病学调查和对动脉粥样硬化预防、治疗试验的有效性评价中起着关键作用。

颈部血管彩超检查的意义还体现在以下几个方面。

（1）颈部血管彩超可以清晰地显示血管内中膜是否增厚，有无斑块形成，斑块形成的部位、大小，是否有狭窄及狭窄程度，有无闭塞等详细情况。

（2）颈部血管彩超可以进行准确的测量及定位，还能对检测动脉的血流动力学结果进行分析，特别是能检测早期颈动脉粥样硬化病变的存在，提示患者进行预防或及时治疗。

（3）颈部血管彩超可用于对中重度颈动脉狭窄和闭塞的及时确诊，可作为临床选用颈动脉内膜剥脱术治疗的有力依据。

2. 适用范围

（1）老年人或患有头晕、头痛的人群。

（2）高血压、高脂血症患者。

（3）糖尿病患者。

（4）健康体检。

3. 关联检测项目

（1）心脑血管疾病相关项目：血同型半胱氨酸、脂蛋白（a）、Lp-PLA2、外周血髓过氧化物酶 MPO、心脏彩超、心电图、TCD、冠脉 CTA、颅脑 MRI、MRA。

（2）头晕头痛相关项目：颈椎 CT 或 MR、TCD、血常规、颅脑 MRI 以及 MRA。

4. 注意事项

颈部血管彩超检查前一般不需要特殊准备，只要在检查前把会影响检查的颈部饰物除去即可。如果是刚做完剧烈运动，则需要先休息5~10分钟，等呼吸及心率相对平稳后再进行检查。

十一、 腹主动脉彩超

1. 项目意义

腹主动脉彩超主要用于检查腹主动脉瘤。其不仅能够测量瘤体的前后径、长径和宽径，而且能检测附壁血栓的位置、最大厚度及其实际管腔的大小，可作为夹层腹主动脉瘤的首选方法，尤其适合急性期（2周内）病情尚未稳定和无须紧急手术的患者。

腹主动脉彩超的意义具体体现在以下两个方面。

（1）腹主动脉彩超对腹主动脉病变、下腔静脉阻塞性疾病的诊断、鉴别诊断以及治疗效果的判断均有重要价值。

（2）腹主动脉彩超的超声显像图可明确鉴别腹主动脉瘤和主动脉旁肿物。

2. 适用范围

（1）疑似腹主动脉瘤、夹层主动脉瘤、腹部假性动脉瘤、肾动脉狭窄、肠系膜动脉狭窄的患者。

（2）疑似下腔静脉阻塞综合征、下腔静脉肿瘤、门静脉高压、门静脉栓塞、门静脉海绵样变、肠系膜上静脉栓塞、肾静脉栓塞患者。

（3）肝、肾、胰腺等移植器官的血管疾病患者。

（4）健康体检。

3. 关联检测项目

（1）胸腹主动脉 CTA。

（2）血管弹性度检测。

（3）血糖、血脂、血同型半胱氨酸、血液流变学、脂蛋白（a）、Lp-PLA2、MPO。

4. 注意事项

（1）检查时须空腹。

（2）盆腔血管检查前需足量饮水、憋尿，使膀胱充盈。

（3）对肥胖、肠腔内气体过多和腹壁有瘢痕的患者，腹部血管检查有一定困难。

十二、 冠状动脉 CTA+ 钙化积分 + 三维重建

1. 项目意义

冠状动脉 CTA+ 钙化积分 + 三维重建是指通过静脉注射适当造影剂后，利用多排螺旋 CT 或双源 CT 对冠状动脉进行扫描，从而了解冠状动脉病变

的情况。

2. 适用范围

（1）疑似缺血性心脏病患者的诊断。

（2）心脏衰竭患者的病因诊断。

（3）临床怀疑先天性冠状动脉畸形的人群。

（4）评估冠状动脉搭桥术后移植静脉的结构和狭窄程度。

（5）冠状动脉内支架再狭窄的人群。

（6）健康体检。

3. 关联检测项目

（1）心肌酶、肌钙蛋白、NT-proBNP、Lp-PLA2、MPO、血同型半胱氨酸、血液流变学、脂蛋白（a）、血脂、血糖。

（2）心电图。

（3）动态心电图。

（4）动态血压。

（5）血管弹性度检测。

4. 注意事项

（1）妊娠以及备孕人群禁止进行该项检查。

（2）检查前需结合必检项目：血常规、肝功能、肾功能、心电图、尿常规、血压、身高、体重检测。第一轮评估不合格还需进一步结合甲状腺功能三项（血清三碘甲状腺原氨酸、血清甲状腺素、促甲状腺素）、肌钙蛋白、高血压四项（血浆肾素活性测定、血管紧张素Ⅰ、血管紧张素Ⅱ、血醛固酮）检查及心脏彩超、肾上腺＋肾动脉彩超进行评估。

（3）有碘过敏、药物以及食物过敏者不进行该项检查。

十三、心电图

1. 项目意义

心脏电活动按力学原理，可归结为一系列的瞬间心电综合向量。在每一心动周期中，做空间环形运动的轨迹，构成立体心电向量环，应用阴极射线、示波器，在屏幕上可具体看到其额面、横面和侧面。心电图向量环则是立体向量在相应平面上的投影。心电图上所记录的电位变化，是一系列瞬间心电综合向量在不同导联轴上的反应，也就是平面向量在有关导联轴上的投影。投影所得的电位的大小，决定于瞬间心电综合向量本身的大小及其与导联轴的夹角关系。

正常心电图基本波形有 P 波、QRS 波、P-R 间期、ST 段、QT 间期。

（1）P 波代表心房除极波（窦性 P 波：Ⅰ、Ⅱ、aVF 直立，aVR 倒置）。

（2）QRS 波代表心室除极波。

（3）P-R 间期代表心房到心室的传导时间。

（4）ST 段与心肌损伤、供血有关。

（5）T 波代表心室复极波。

2. 适用范围

（1）心律失常、心房或心室肥大、心绞痛、心肌梗死的诊断。

（2）健康体检。

3. 关联检测项目

（1）心肌酶、肌钙蛋白。

（2）心脏彩超、心脏 CTA。

4. 注意事项

受检者在检查前需休息 5~10 分钟。

十四、 动态心电图（心率变异性分析）

1. 项目意义

动态心电图可获得受检者日常生活状态下连续 24 小时的心电图资料，可检测到常规心电图检查不易发现的一过性异常心电图改变，还可结合分析受检者生活日志，了解受检者的症状、活动状态及服药情况等因素与心电图变化之间的关系。

动态心电图和普通心电图对比有下列优势：

（1）动态心电图对窦性、异位心律可进行定性、定量分析。

（2）动态心电图对有症状及无症状心肌缺血及心肌梗死可做出定位、

缺血程度分析。

（3）动态心电图有助于对心律失常进行定位、定性、定量诊断分析。

（4）动态心电图对心电各参数可进行更精确的分析。

（5）动态心电图记录的信息量大、时间长，获取的心电资料更丰富，有利于建立数据库。

2. 适用范围

（1）心悸、心慌、胸闷者。

（2）心动过缓、预激综合征、心律失常患者。

3. 关联检测项目

（1）心肌酶、肌钙蛋白。

（2）心脏彩超、心脏 CTA、动态血压。

4. 注意事项

（1）与动态心电图记录仪器接触的皮肤部分应无局部感染，保持卫生。

（2）在动态心电图检查期间，应避免进行 X 线、CT、磁共振、超声、脑电图、肌电图等影响动态结果的检查，应远离强力电源和磁场。

（3）检查期间防止雨、水等液体进入记录仪内，以免影响检查结果。

（4）做动态心电图期间不能洗澡。受检者佩戴记录仪后，日常起居与佩戴前一样，应做适量运动，但尽量避免进行剧烈运动和双上肢剧烈运动，以减少各种肌电干扰和伪差。

（5）受检者佩戴记录仪器时不要牵拉记录电极线，否则会出现大量干扰数据，影响数据输出。

（6）检查者应将 24 小时内身体不适的时刻和运动时间详细登记，为医生诊治提供可靠依据。

十五、 动态血压检测

1. 项目意义

按设定时间间期 24 小时记录血压，通常从早上 6 时到晚上 22 时，每 30 分钟记录一次血压；晚上从 22 时到次日 6 时，每 60 分钟记录一次。正常参考值：24 小时平均血压低于 130/80mmHg（1mmHg 约为 0.133kPa）；白昼平均血压低于 135/85mmHg；夜间平均血压低于 125/75mmHg。白昼血压有两个高峰，即上午 8 时至 10 时，下午 16 时至 18 时。夜间血压较白昼下降大于 10%，称为勺型血压。

勺型血压的临床意义在于：当勺型改变或消失时，提示为症状性高血压或可能为原发性高血压已出现心、脑、肾等器官损害的并发症，需引起重视。

2. 适用范围

（1）原发或继发性高血压患者。

（2）血压不稳定或控制不好的高血压患者。

3. 关联检测项目

（1）心肌酶、肌钙蛋白。

（2）心脏彩超、心脏 CTA、心电图。

4. 注意事项

（1）受检者需保持心情放松，保持正常的工作状态，不要犹豫紧张或改变生活方式。

（2）应告知受检者测量时间是规律的，在测量时会有袖带紧张的感受，此时受检者应停止活动，特别是其绑着袖带的胳膊要禁止活动，要停止说话并保持安静，直到此次测量结束。

（3）测量时应注意防止袖带脱落或者扭曲。

（4）保护好血压计，不能进水，避免碰撞。

十六、 血管弹性度检测

1. 项目意义

血管弹性度检测的意义在于早期发现动脉硬化，及时采取预防措施或治疗。该检查有助于早期发现下肢动脉疾病，提示可能存在的全身动脉粥样硬化程度，可帮助医生从调整生活习惯及用药方面对受检者进行指导、干预，避免将来发生重大的心脑血管疾病。

2. 适用范围

（1）年满 20 周岁以上人群。

（2）已被诊断为高血压（包括临界高血压）、高脂血症、糖尿病（包括空腹血糖升高和糖耐量异常）、代谢综合征、冠心病和脑卒中者。

（3）有早发心脑血管疾病家族史、肥胖、长期吸烟、高脂饮食、缺乏体育运动、精神紧张或精神压力大等心脑血管疾病高危因素者。

（4）有长期头晕不适等症状尚未明确诊断者，有活动后或静息状态下胸闷、心悸等心前区不适症状尚未明确诊断者。

（5）健康体检。

3. 关联检测项目

（1）颈动脉彩超、心脏彩超、下肢动静脉彩超。

（2）各类血管 CTA。

（3）血糖、血脂、血同型半胱氨酸、血液流变学、脂蛋白（a）。

4. 注意事项

在出现下列情况时不能进行检测：

（1）受检者外围循环不足，有急性低血压、低体温症状。

（2）受检者发生心律失常的频率很高。

（3）袖带捆绑位置皮肤表面有破溃、划伤等。

（4）正在静脉注射、输血、血液透析行动静脉分流的患者。

第三章　消化系统

一、肝功能检查

1. 项目意义

肝功能检查是通过生化试验方法检测与肝脏功能代谢有关的各项指标，以反映肝脏功能基本状况。与肝功能有关蛋白质的检查项目有血清总蛋白、白蛋白、白蛋白与球蛋白之比等；与肝病有关的血清酶类检查项目有谷丙转氨酶、谷草转氨酶、碱性磷酸酶、γ - 谷氨酰转移酶及乳酸脱氢酶等；与胆色素代谢有关的检查项目，如总胆红素、直接胆红素、间接胆红素。

2. 适用范围

（1）筛查传染性肝炎、脾大、巴德 - 吉亚利综合征、暴发性肝衰竭、先天性胆总管囊肿、Mirizzi 综合征、放射性脊髓病、药物中毒性周围神经病、继发性系统性淀粉样变、甲状腺功能亢进性肝病、老年人肝硬化。

（2）健康体检。

3. 关联检测项目

（1）乙肝两对半、甲肝抗体、丙肝抗体、戊肝抗体、AFP、AFP-L3。

（2）肝彩超、肝 CT、肝 MR。

4. 注意事项

（1）进行肝功能检查前的禁忌如下。

①在检查前要注意不要服用药物，因为有些药物会加重肝脏负担，造成肝功能暂时性损伤，从而影响肝功能检查结果的准确性。

②在检查前要注意保证充足的睡眠，不要剧烈运动，这都有可能会造成转氨酶升高，从而影响检查结果。

③检查前一天不能喝酒，喝酒会导致转氨酶的升高，影响检查结果。

（2）进行肝功能检查时的禁忌如下。

①采血时须空腹。

②标本为血清，采用促凝管。

二、 **乙肝两对半和乙肝病毒 DNA 检测**

1. 项目意义

乙肝两对半又称乙肝五项，是医院常用的乙型肝炎病毒（HBV）感染检测血清标志物。乙型肝炎病毒免疫学标记一共 3 对，即表面抗原和表面抗体、e 抗原和 e 抗体、核心抗原和核心抗体。

乙肝病毒 DNA（HBV-DNA）是病毒的遗传基因，存在于病毒的核心部位，它的阳性和乙型肝炎 e 抗原阳性意义基本是一致的。乙肝病毒 DNA 是 HBV 感染最直接、特异性强和灵敏性高的指标。乙肝病毒 DNA 阳性，提示 HBV 复制和有传染性，检测数值越高表示病毒复制力越高、传染性越强。

乙肝两对半的检查内容和意义如下。

（1）乙肝表面抗原（HBsAg）。HBsAg 是乙肝病毒的外壳物质，本身没有传染性。HBsAg 阳性往往提示有完整的病毒颗粒存在。通常在感染病毒后 2~6 个月，血清转氨酶还未上升时便可在血清中测到 HBsAg。急性乙肝患者绝大多数可以在病程初期转阴，但慢性乙肝患者会持续阳性。

（2）乙肝表面抗体（HBsAb）。乙肝表面抗体是乙型肝炎病毒（HBV）自然感染人恢复期出现的抗体，此时乙肝表面抗原往往已自然消失。它的存在提示人对乙肝有了抵抗力，是体内对乙肝病毒的免疫和保护性抗体。

（3）乙型肝炎 e 抗原（HBeAg）。乙型肝炎 e 抗原产生于病毒内部，可分泌到血液中，e 抗原阳性提示病毒有复制，而且是具有传染性的指标。

（4）乙肝 e 抗体（HBeAb）。乙肝 e 抗体是人体针对 e 抗原产生的一种抗体，阳性结果提示病毒的传染性变弱，病情已处于恢复阶段，e 抗体阳性在抗原转阴后数月出现。但另一种情况可能是乙肝病毒发生了变异，此时血清中无乙型肝炎 e 抗原，但可产生乙肝 e 抗体，出现这种情况就需要检查乙肝病毒 DNA 以便判定是否还有病毒存在。

（5）乙肝核心抗体（HBcAb）。乙肝核心抗体分 IgM 和 IgG 两种。乙肝核心抗体 IgM 阳性提示病毒复制，有传染性；乙肝核心抗体 IgG 阳性提示为以往感染，无传染性，不需抗病毒治疗。乙肝核心抗体一般在乙肝表面抗原出现后3~5周、乙肝症状出现前便会在血清中检查出来。

（6）乙肝五项对照表的意义如下。

① 乙肝五项第1项阳性，其余4项阴性，说明是急性病毒感染的潜伏期后期。

② 乙肝五项第1、3、5项阳性，其余2项阴性，俗称乙肝大三阳，说明是急、慢性乙肝，传染性相对较强。

③ 乙肝五项第1、4、5项阳性，其余2项阴性，俗称乙肝小三阳，说明是急、慢性乙肝，传染性相对较弱。

④ 乙肝五项第1、3项阳性，其余3项阴性，说明是急性乙肝的早期。

⑤ 乙肝五项第1、3、4、5项阳性，说明急性乙肝感染趋向恢复，或者受检者为慢性乙肝病毒携带者。

⑥ 乙肝五项第1、4项阳性，其余3项阴性，说明是急性感染趋向恢复，或者受检者为慢性乙肝表面抗原携带者易转阴。

⑦ 乙肝五项第1、5项阳性，其余3项阴性，说明是急、慢性乙肝，即急性HBV感染；受检者为慢性乙肝表面抗原携带者；传染性弱。

⑧ 乙肝五项第5项阳性，其余4项阴性，说明受检者既往感染，未能测出乙肝表面抗体；恢复期乙肝表面抗原已消失，乙肝表面抗体尚未出现。

⑨ 乙肝五项第2、4、5项阳性，其余2项阴性，说明是受检者处于乙肝的恢复期，已有免疫力。

⑩ 乙肝五项第2项阳性，其余4项阴性，说明受检者曾经注射过乙肝

疫苗并产生了抗体，有免疫力；曾经有过乙肝病毒的感染，并且有一定的免疫力。

⑪乙肝五项第2、5项阳性，其余3项阴性，说明受检者接种了乙肝疫苗，或是其在乙肝病毒感染后已康复，已有免疫力。

⑫乙肝五项第4、5项阳性，其余3项阴性，说明受检者处于急性乙肝病毒感染的恢复期，或曾经感染过病毒。

⑬乙肝五项全阴，说明受检者过去和现在均未感染过乙型肝炎病毒，但目前没有保护性抗体。

2. 适用范围

（1）乙型肝炎病毒携带者。

（2）肝功能异常者。

（3）健康体检。

3. 关联检测项目

（1）AFP、AFP-L3、肝功能。

（2）肝彩超、肝 CT、肝 MR。

4. 注意事项

（1）检查前，受检者应签署知情同意书。

（2）随机采血，无须空腹。

（3）标本为血清，采用促凝管。

三、 甲肝抗体检测

1. 项目意义

甲型肝炎病毒（HAV）为甲型病毒性肝炎的病原体，主要通过粪 - 口途径传播。血液中抗 HAV-IgM 型抗体在发病后 2 周内出现，3 个月后滴度下降，6 个月后不易检出。抗 HAV-IgM 型抗体阳性，表示急性 HAV 感染早期，为甲肝特异性早期诊断指标。抗 HAV-IgG 出现较抗 HAV-IgM 稍晚，几乎可终身存在。抗 HAV-IgG 型抗体阳性，表示过去曾受过 HAV 感染，但体内已无 HAV，是一种保护性抗体，可用于甲肝的流行病学调查，表示有既往感染史。

2. 适用范围

（1）甲型肝炎病毒携带人群。

（2）发热、恶心、呕吐、肝功能异常者。

（3）健康体检。

3. 关联检测项目

（1）肝功能、乙肝两对半、丙肝抗体。

（2）肝彩超、肝 CT、肝 MR。

4. 注意事项

（1）随机采血，无须空腹。

（2）标本为血清，采用促凝管。

四、　丙肝抗体检测

1. 项目意义

丙肝抗体（抗 -HCV）是一种非保护性抗体，其阳性是诊断丙型肝炎病毒（HCV）感染的重要依据。其又分为抗 -HCVIgM 和抗 -HCVIgG。

（1）抗 -HCVIgM 阳性有以下意义。

①表明丙型肝炎病毒（HCV）近期感染，常见于急性 HCV 感染，是诊断丙肝的早期敏感指标；持续阳性常可作为转为慢性肝炎的指标。

②是 HCV 活动的指标，在慢性 HCV 感染时，若抗 -HCVIgM 阳性只表示病变活动，常伴有 ALT 升高。

③提示病毒持续存在并有复制，是判断 HCV 传染性的指标。

（2）抗 -HCVIgG 出现晚于抗 -HCVIgM，阳性表明体内已有 HCV 感染，但不能作为 HCV 感染的早期诊断指标，而且由于实验试剂的局限性及患者免疫力的差异，在疾病早期抗 -HCVIgG 阴性不能完全排除 HCV 感染，必要时应行 HCV-RNA 的检测。在慢性期、持续感染或丙肝恢复期，抗 -HCVIgG 多为阳性。

2. 适用范围

（1）老年人病毒性肝炎、丙型病毒性肝炎患者。

（2）黄疸患者。

（3）健康体检。

第三章

3. 关联检测项目

（1）肝功能、乙肝两对半、甲肝抗体。

（2）肝彩超、肝CT、肝MR。

4. 注意事项

（1）随机采血，无须空腹。

（2）标本为血清，采用促凝管。

五、 戊肝抗体检测

1. 项目意义

戊型肝炎病毒侵入人体后，人体能产生抗体，抗体可分为两种，即抗-HEVIgM和抗-HEVIgG。

（1）抗-HEVIgM阳性：表明新近感染戊型肝炎病毒（HEV），但持续时间较短，可作为急性感染的指标。

（2）抗-HEVIgG阳性：表示有戊型肝炎病毒（HEV）既往感染史或处于感染恢复期后期。

2. 适用范围

（1）戊肝患者。

（2）肝功能异常者。

（3）健康体检。

3. 关联检测项目

（1）肝功能、甲肝抗体、乙肝两对半、丙肝抗体。

（2）肝彩超、肝 CT、肝 MR。

4. 注意事项

（1）随机采血，无须空腹。

（2）标本为血清，采用促凝管。

第三章

六、　胃蛋白酶原（PG）检测

1. 项目意义

胃蛋白酶原（pepsinogen，PG）是由胃部分泌的参与消化的胃蛋白酶的前体，通常约 1% 的 PG 可通过胃黏膜进入血液循环。其可分为 PGI 和 PGII 两种亚型。血清胃蛋白酶原可以较为准确地显示胃黏膜的状态和功能。胃蛋白酶原 I 由胃底腺的主细胞和黏液颈细胞分泌；胃蛋白酶原 II 除由主细胞和黏液颈细胞分泌外，幽门腺和十二指肠腺亦可产生。

随着胃病的发展，血清中 PGI 先升高再降低，PGII 升高后维持较高水平。这样 PGI 、PGII、 PGI/PGII 比值的异常会提示不同的胃病，所以 PG 是慢性胃炎、胃溃疡、十二指肠溃疡、胃癌等胃部疾病的初筛选指标和治疗的监控指标。

PG 检测的重要意义具体体现在如下几个方面。

（1）PGI 是检测胃底腺细胞功能的指征，胃酸分泌增多则 PGI 升高，胃酸分泌减少或胃黏膜腺体萎缩则 PGI 降低。

（2）PGII 与胃底黏膜病变的相关性较大（相对于胃窦黏膜），其升高与胃底腺管萎缩、肠上皮化生或假幽门腺化生异型增生有关。

（3）PGI/PGII 比值进行性降低与胃黏膜萎缩进展相关。因此，联合测定 PGI 和 PGII 比值可起到胃腺黏膜"血清学活检"的作用。

2. 适用范围

（1）恶性贫血患者，接受过胃部手术者，胃息肉患者，年龄在 50~80 岁、感染过幽门螺杆菌者，长期工作在含有大量烟尘、石棉和镍的环境者。

（2）慢性胃炎、胃溃疡、十二指肠溃疡、胃癌等胃病高危人群筛查。

（3）男性，尤其是超过正常体重 20~25 千克的男性。

（4）健康体检。

3. 关联检测项目

（1）胃泌素 -17、CEA、CA72-4。

（2）C13 呼气实验、胃肠彩超、胃肠镜。

4. 注意事项

（1）胃大部切除术后者不进行该项检查。

（2）标本为血清，采用促凝管。

七、　胃泌素 −17 检测

1. 项目意义

胃泌素是一种重要的胃肠激素，其主要由 G 细胞分泌。G 细胞是典型的开放型细胞，以胃窦部最多，其次是胃底、十二指肠和空肠等处。

胃泌素的作用有：刺激胃黏膜细胞增殖；刺激壁细胞分泌盐酸和主细胞分泌胃蛋白酶原；刺激胃窦与肠运动，延缓胃排空；刺激胰液、胆汁和肠液分泌；抑制幽门与回盲括约肌收缩。

胃泌素检查的意义具体体现在以下几个方面。

（1）高胃泌素血症分为高胃酸性高胃泌素血症和低胃酸性或无酸性高胃泌素血症两类。

①高胃酸性高胃泌素血症见于胃泌素瘤、胃窦黏膜过度形成、慢性肾衰竭。肾功能恢复后，胃泌素水平大多恢复正常，如果不能恢复，常提示有萎缩性胃炎的可能。

②低胃酸性或无酸性高胃泌素血症见于胃溃疡、A 型萎缩性胃炎、迷走神经切除术后、甲状腺功能亢进。

（2）低胃泌素血症见于 B 型萎缩性胃炎、胃食道反流。

（3）胃泌素反应性增强见于贲门失弛缓症、十二指肠溃疡病。

（4）胃泌素反应性减弱见于皮硬化症。

（5）胃癌时，胃泌素的变化与病变部位有关。胃体癌时血清胃泌素分泌明显增多，而胃窦癌时，胃泌素分泌减少。慢性肾衰竭时，肾脏对胃泌素的灭活减少，导致胃溃疡。

2. 适用范围

（1）胃泌素瘤、复发性溃疡、老年人消化性溃疡。

（2）胃病、胃炎、十二指肠炎、十二指肠溃疡。

3. 关联检测项目

（1）胃蛋白酶原、CEA、CA72-4。

（2）C13 呼气实验、胃肠彩超、胃肠镜。

4. 注意事项

（1）胃大部切除术后者不进行该项检查。

（2）标本为血清，采用促凝管。

八、 淀粉酶检测

1. 项目意义

人体内的淀粉酶是 α 淀粉酶，又称为内切淀粉酶。血清淀粉酶主要由胰腺和唾液腺分泌，其他组织（如心脏、肝脏、肺脏、甲状腺、卵巢等）含量较少。血清淀粉酶属水解酶类，能催化淀粉和糖原水解，不仅作用于淀粉的末端，还可作用于淀粉分子内部的 α-1,4 糖苷键，降解产物为葡萄糖、麦芽糖及含有 α-1,6 糖苷键支链的糊精，对食物中多糖化合物的消化起重要作用。血清淀粉酶主要有两种同工酶，来自胰腺的为淀粉酶同工酶

P（P-Amy），来自唾液腺的为淀粉酶同工酶 S（S-Amy）。血清淀粉酶测定主要用于急性胰腺炎的诊断。

淀粉酶检查的意义具体体现在以下几个方面。

（1）淀粉酶增高：见于急性胰腺炎、胰腺肿瘤、流行性腮腺炎、唾液腺化脓、急性腹膜炎、阑尾炎等。

（2）淀粉酶降低：见于肝硬化、肝衰竭等。

2. 适用范围

（1）急、慢性胰腺炎，胰管阻塞患者。

（2）出现腹部不适、厌食和食欲亢进等症状者。

（3）腮腺炎患者。

（4）逆行胆胰管造影后的随访。

（5）小儿营养不良性消瘦者。

（6）儿童腹痛患者。

（7）急性水肿型胰腺炎患者。

3. 关联检测项目

（1）肝功能。

（2）腹部彩超。

4. 注意事项

（1）采血时须空腹。

（2）标本为血清，采用促凝管。

九、 甲胎蛋白定量（AFP）检测

1. 项目意义

甲胎蛋白是一种糖蛋白，正常情况下，这种蛋白主要来自胚胎的肝细胞。胎儿出生后约 2 周甲胎蛋白从血液中消失，因此正常人血清中甲胎蛋白的含量尚不到 20 μg/L。

AFP 检测的意义具体体现在以下几方面。

（1）对于血清 AFP ≥ 400 μg/L 超过 1 个月，或 ≥ 200 μg/L 持续 2 个月的患者，在排除妊娠、活动性肝病和生殖系胚胎源性肿瘤后，应高度怀疑肝癌，需结合超声等影像学检查。

（2）急、慢性肝炎与肝硬化患者血清中的 AFP 可有不同程度的增高。

（3）AFP 升高可见于生殖系胚胎源性肿瘤，如睾丸非精源细胞瘤、卵黄囊瘤、恶性畸胎瘤等，还可见于其他肿瘤，如胃癌、结直肠癌等。

（4）妇女妊娠 3 个月后，血清 AFP 含量开始升高，应考虑有胎儿神经管缺损畸形的可能性。

2. 适用范围

（1）原发性肝癌、肝肿瘤高危人群的筛查和复发监测。

（2）外阴卵黄囊瘤、青少年及小儿卵巢肿瘤、小儿骶尾部畸胎瘤、妊娠合并卵巢肿瘤、卵巢未成熟畸胎瘤的筛查。

（3）健康体检。

3. 关联检测项目

（1）肝功能、乙肝两对半、丙肝抗体、其他肿瘤标志物。

（2）肝彩超、肝 CT、肝 MR。

4. 注意事项

（1）随机采血，无须空腹。

（2）标本为血清，采用促凝管。

十、甲胎蛋白异质体（AFP-L3）检测

1. 项目意义

AFP 是一种单链糖蛋白，根据其与小扁豆凝集素（Lens culinaris agglutinin，LCA）的亲和力从低到高依次分为 AFP-L1、AFP-L2 和 AFP-L3，AFP-L1 主要见于良性肝病，AFP-L2 主要由卵黄囊产生并多见于孕妇，而 AFP-L3 主要来源于肝癌细胞，也被称为甲胎蛋白异质体。AFP-L3 在原发性肝癌的辅助预测、诊断、疗效评估、预后判断及复发监测中均有重要应用价值。AFP-L3 具有鉴别诊断良恶性肝病的能力，在肝细胞癌定性诊断中测定 AFP-L3，有利于其对影像学检查无法确诊的肝占位性病变进行鉴别，故其又被称为新一代肝细胞癌标志物。

AFP-L3 具有肝细胞癌早期诊断及预警作用，在影像学检查尚未发现肝细胞癌特征性病变时，对 AFP 低浓度阳性病例进行 AFP-L3 检测，可以

早期发现很多血清 AFP 为 20~50 μg/L 的肝细胞癌。

AFP-L3 检测的意义具体体现在以下几方面。

（1）AFP-L3 检测有助于良、恶性肝病的鉴别诊断。

①由于 AFP 升高可见于肝细胞癌（HCC）及非肿瘤性肝病，因此检测 AFP-L3 有助于肝癌与其他良性肝病的鉴别诊断。

②以 AFP-L3 ≥ 10% 为阳性临界值诊断肝癌的灵敏度为 70%。

③ AFP-L3 诊断肝癌的特异性极高，可达 95% 以上。

（2）AFP-L3 检测可作为肝癌的辅助诊断。

① AFP-L3 是独立的诊断肝癌的指标，联合检测 AFP 及 DCP 可提高肝癌诊断的价值。

②对于低水平 AFP 人群，AFP-L3 可辅助预测、诊断 HCC。AFP-L3 升高与肝癌密切相关，且不受总 AFP 水平的影响；检测 AFP-L3 是 AFP 低水平持续阳性患者及小肝癌 AFP 尚未明显升高时早期预报肝癌发生的重要指标。

③ AFP-L3 是更优秀的早期预警肝癌发生的指标。研究发现 AFP-L3 升高较影像学检查阳性早出现 3~28 个月，AFP-L3 阳性预测肝癌发生的正确率为 94%；AFP-L3 升高的肝硬化患者大多数在 3~18 个月内被诊断为肝癌。

（3）AFP-L3 可作为独立标志物监测 HCC 的预后及复发。

①血清 AFP-L3 高水平往往和肿瘤倍增时间短、高侵袭性和预后较差相关。

②术前 AFP-L3 阳性、术后 AFP-L3 持续阳性、阴性转阳性，肿瘤的行为更具有侵犯性，肿瘤复发率较高，以及临床结果较差。

AFP-L3 含量升高见于肝细胞癌、病毒性肝炎与肝硬化、妊娠。

2. 适用范围

（1）乙肝感染者、肝硬化者、AFP 升高而肝脏影像学检查阴性者、可疑肝细胞癌者、有肝癌家族史者。

（2）有长期嗜酒史者。

（3）健康体检。

3. 关联检测项目

（1）肝功能、乙肝两对半、丙肝抗体、其他肿瘤标志物。

（2）肝彩超、肝 CT、肝 MR。

4. 注意事项

（1）随机采血，无须空腹。

（2）标本为血清，采用促凝管。

十一、　癌胚抗原定量（CEA）检测

1. 项目意义

CEA 测定主要用于结直肠癌、胃癌、胰腺癌、肝细胞癌、肺癌、乳腺癌以及甲状腺髓质癌的临床监测，亦见于绒毛膜癌、骨癌、前列腺癌和卵巢癌，但无早期诊断价值。此外，CEA 轻度增加也见于某些良性消化道疾病如肠梗阻、胆道梗阻、胰腺炎、肝硬化、结肠息肉、溃疡性结肠炎患者以及吸烟者、老年人。这些消化道良性疾病患者中 25% 的人血清 CEA 可暂时性升高。CEA 测定主要用于指导各种肿瘤的治疗及随访，对肿瘤患者血液或其他体液中的 CEA 浓度进行连续观察，能对病情判断、预后及疗效观察提供重要的依据。

2. 适用范围

（1）结直肠癌、胃癌、肺癌、胰腺癌、乳腺癌筛查。

（2）吸烟者，溃疡性结肠炎、胰腺炎、结肠息肉、卵巢恶性腹膜间皮瘤、外阴卵黄囊瘤、小儿鞍上生殖细胞瘤、小儿共济失调毛细血管扩张综合征、胆囊息肉、子宫内膜癌等患者。

（3）健康体检。

3. 关联检测项目

（1）其他肿瘤标志物。

（2）胃肠镜、腹部彩超、腹部 CT、腹部 MR。

4. 注意事项

（1）随机采血，无须空腹。

（2）标本为血清，采用促凝管。

十二、 CA19-9 检测

1. 项目意义

CA19-9 是一种黏蛋白型的糖类蛋白肿瘤标志物，为细胞膜上的糖脂质，因由鼠单克隆抗体 116NS19-9 识别而命名。其为迄今报道的对胰腺癌敏感性最高的标志物。在血清中它以唾液黏蛋白形式存在，分布于正常胎儿胰腺、胆囊、肝、肠和正常成年人胰腺、胆管上皮等处，是存在于血液循环的胃肠道肿瘤相关抗原。

2. 适用范围

（1）胰腺癌、肝胆系癌、胃癌、结直肠癌患者。

（2）饮食不定时者。

（3）健康体检。

3. 关联检测项目

（1）其他肿瘤标志物。

（2）胃肠镜、腹部彩超、腹部 CT、腹部 MR。

4. 注意事项

（1）随机采血，无须空腹。

（2）标本为血清，采用促凝管。

第三章

十三、 CA242 检测

1. 项目意义

CA242 是一种与黏蛋白相关的标记物，也是一种唾液酸化的糖脂类抗原。CA242 能同时识别 CA50 和 CA19-9 的抗原决定簇。5%~33% 的消化道良性疾病中可见 CA242 有升高，68%~79% 的胰腺癌、55%~85% 的直肠癌、44% 的胃癌患者中 CA242 的水平可高于 20kU/L。

2. 适用范围

（1）胰腺癌、结直肠癌、胃癌患者。

（2）健康体检。

3. 关联检测项目

（1）其他肿瘤标志物。

（2）胃肠镜、全腹彩超。

4. 注意事项

（1）随机采血，无须空腹。

（2）标本为血清，采用促凝管。

十四、 CA72-4 检测

1. 项目意义

CA72-4 主要用于胃癌和卵巢癌、肺癌等肿瘤的疗效监测。

2. 适用范围

（1）有胃癌、胰腺癌、结肠癌、乳腺癌、直肠癌、卵巢癌病史或家族史的人。

（2）老年人。

（3）健康体检。

3. 关联检测项目

胃肠镜、腹部彩超、其他肿瘤标记物。

4. 注意事项

（1）随机采血，无须空腹。

（2）标本为血清，采用促凝管。

十五、 **岩藻糖苷酶（AFU）检测**

1. 项目意义

血清岩藻糖苷酶是一种催化含岩藻糖基的糖蛋白、糖脂等生物活性大分子水解酶的溶酶体酸性水解酶，其广泛分布于人体组织细胞、血液和体液中。其参与体内糖蛋白、糖脂和寡糖的代谢。由于肝癌患者的血清岩藻糖苷酶明显升高，目前它被认为是原发性肝癌的一种新的肝癌标志物。

2. 适用范围

（1）原发性肝癌、肝硬化患者。

（2）有腹痛、腹水的人群，消瘦、发热人群。

（3）健康体检。

3. 关联检测项目

（1）其他肿瘤标志物。

（2）腹部彩超、腹部 CT、腹部 MR。

4. 注意事项

（1）采血时须空腹。

（2）标本为血清，采用促凝管。

十六、 异常凝血酶原（DCP）检测

1. 项目意义

原发性肝癌患者由于缺乏维生素 K 依赖性 γ - 谷氨酰羧化酶，肝癌细胞未能将这些谷氨酸残基完全羧化为谷氨酰胺残基，导致生成大量不能与钙离子结合的蛋白（PIVKA-Ⅱ）即异常凝血酶原（DCP）。近年来，不断有研究报道显示血清 DCP 对于原发性肝癌的诊断优于 AFP，两者联合检测可以显著提高诊断原发性肝癌的灵敏度和特异度。同时研究还发现，血清 DCP 与 Child-Pugh 分级、肿瘤直径、门静脉癌栓、CNLC 分期有关。

2. 适用范围

（1）慢性乙型、丙型肝炎患者和肝炎病毒携带者。

（2）有长期嗜酒史和糖尿病史人群。

（3）肝硬化患者。

（4）有肝癌家族史者。

（5）原发性肝癌患者。

（6）健康体检。

3. 关联检测项目

（1）乙肝两对半、丙肝抗体、其他肿瘤标志物、AFP-L3。

（2）全腹彩超、肝 CT、肝 MR。

第三章

4. 注意事项

（1）随机采血，无须空腹。

（2）标本为血清，采用促凝管。

十七、 大便隐血试验（FOB）（胶体金法）

1. 项目意义

大便隐血试验（FOB）是测定消化道出血的一种方法，主要用于检验肉眼不可见的少量出血（每日出血小于5ml）。大肠癌发生发展过程中可以没有任何早期警告性症状，癌症可以先在大肠内壁生长数年后才扩散到身体其他部位。在没有任何症状前，增生的组织通常会渗出少量血液，血液进入大便中被排出。大便隐血试验可检测大便中的少量血液成分。多次、持续性隐血试验阳性，提示消化道慢性出血，应进一步检查，警惕胃肠道肿瘤的存在。

2. 适用范围

（1）反复腹痛、便血、胃肠道不适者。

（2）有胃肠道肿瘤家族史者。

（3）健康体检。

3. 关联检测项目

（1）胃肠疾病相关肿瘤标志物。

（2）全腹彩超、胃肠镜。

4. 注意事项

粪便标本应在粪块中央挑取，不能混入粪块外周肛门、直肠的出血，粪便应新鲜。为提高检出便中血液的概率，可多次采集大便样本。

十八、 腹部彩超

1. 项目意义

彩超是运用超声波的物理特性和人体器官组织声学性质上的差异，将人体器官以波形、曲线或图像的形式显示和记录出来，以判断器官是否正常。其具有安全、方便、无创伤、可连贯动态观察脏器的功能，可追踪病变，显示立体变化，不受其成像分层的限制。

2. 适用范围

（1）筛查肝、胆、胰、脾、肾、输尿管、膀胱等有无肿瘤、血管瘤、囊肿、息肉、结石等。

（2）筛查卵巢、子宫有无囊肿、肌瘤等。

（3）筛查前列腺有无增生、结石、肿瘤等。

（4）健康体检。

3. 关联检测项目

（1）生化全套。

（2）其他肿瘤标志物。

（3）腹部 CT、腹部 MR。

4. 注意事项

检查时须空腹。

十九、 胃肠道彩超

1. 项目意义

通过胃肠道彩超检查胃部以及十二指肠球部，可提高胃炎、胃溃疡等疾病的检出率。声像图对确定胃癌及其侵犯范围、深度有较大的价值。胃肠道彩超检查用于胃肠穿孔的诊断有独到优点，它可弥补 X 线腹部透视的不足。

2. 适用范围

（1）疑似肠胃疾病，有恶心呕吐等症状者。

（2）大规模的胃肠疾病普查。

（3）健康体检。

3. 关联检测项目

（1）胃蛋白酶原、胃泌素 –17、胃肠肿瘤标志物。

（2）X 线钡剂造影、胃镜检查。

4. 注意事项

（1）检查前应禁食 8~12 小时，在空腹状态下进行检查。

（2）消化道活动性出血、消化道穿孔者禁做该项检查。

二十、　胃镜

1. 项目意义

胃镜检查能直接观察到被检查部位的真实情况，更可通过对可疑病变部位进行病理活检及细胞学检查，以进一步明确诊断。其为上消化道病变的首选检查方法。

2. 适用范围

（1）消化性溃疡患者。

（2）胃炎患者。

（3）有厌食、腹胀等消化不良症状的患者。

（4）有胃癌、食管癌家族史的患者。

（5）健康体检。

3. 关联检测项目

（1）胃蛋白酶原、胃泌素 -17、胃肠肿瘤标志物。

（2）胃肠彩超、C13 呼气实验、肠镜。

4. 注意事项

（1）检查前 1 天改吃易消化的饮食，检查前 8 小时禁食、2 小时禁水，凡确诊有胃潴留者受检前 2 天改吃流质，并遵医嘱先洗胃，以排空胃内容物，使镜检时视野清晰。

（2）相对禁忌征：肺功能不全；消化道出血；血压波动较大或不稳定、严重高血压、血压偏高患者；严重出血倾向，血红蛋白低于 50g/L 或 PT 延长超过 1.5 秒以上；高度脊柱畸形；消化道巨大憩室。

（3）绝对禁忌征：严重心肺疾患，无法耐受内镜检查；怀疑有休克或消化道穿孔，情况危重；患有精神疾病，不能配合内镜检查；消化道急性炎症，尤其是腐蚀性炎症；明显的胸腹主动脉瘤；脑卒中。

二十一、 肠镜

1. 项目意义

肠镜检查是经肛门将肠镜循腔插至回盲部，从黏膜侧观察结肠病变的检查方法，是目前诊断大肠黏膜病变的最佳选择。它是通过安装于肠镜前端的电子摄像探头将结肠黏膜的图像传输至电子计算机处理后显示于监视器屏幕上，可通过它观察到大肠黏膜的微小变化。

2. 适用范围

（1）结肠炎、肠息肉、直肠癌等肠道疾病患者。

（2）健康体检。

3. 关联检测项目

（1）胃肠肿瘤标志物。

（2）胃肠彩超、胃镜。

4. 注意事项

（1）检查时要有成人亲友陪伴，术前取下义齿。

（2）检查前两天进食容易消化半流质饮食如稀饭，禁食含粗纤维类食物。

（3）检查前一天禁止吸烟，应进食米汤、牛奶、豆浆等流质食物，检查当天禁食。

（4）检查后 24 小时内禁食辛辣食物，12 小时内不能饮酒。

（5）检查后 24 小时内不得驾驶机动车辆、进行机械操作、从事高空作业。

（6）腹膜炎、肠穿孔等情况下不宜进行检查以免加剧病情；妇女妊娠期，应严格掌握适应证，慎重进行检查；严重心脏病、心肺功能不全、严重高血压、急性腹泻、严重溃疡性结肠炎、结肠克罗恩病、精神病患者及腹部曾多次手术且有明显粘连者禁止做该项检查。

二十二、 C13 呼气实验（幽门螺旋杆菌检查）

1. 项目意义

C13 呼气试验用来检查幽门螺杆菌的感染，是国际上公认的幽门螺杆菌检查"金标准"。

2. 适用范围

（1）胃、十二指肠溃疡患者。

（2）有胃疼、胃胀、反酸、嗳气等症状者。

（3）健康体检。

3. 关联检测项目

（1）胃蛋白酶原、胃泌素 -17、胃肠肿瘤标志物。

（2）胃镜、胃肠道彩超。

4. 注意事项

（1）检测须在空腹状态下进行。

（2）受检者在检查前一个月内避免服用抗生素、铋制剂、质子泵抑制剂等幽门螺旋杆菌敏感药物，否则会造成检测结果假阴性。

第四章　泌尿系统

一、肾功能检查

1. 项目意义

肾功能检查是通过血液检测了解尿素氮、肌酐及尿酸的情况。其中各项检查的意义如下。

（1）尿素氮：尿素是蛋白质分解代谢后的产物，由肝脏代谢产生并经由肾脏排出，当肾功能异常时，尿素氮会蓄积于体内，血中的浓度会升高。

（2）肌酐：肌酐为肌肉中肌酐磷酸盐的代谢产物，主要经由肾脏过滤后经尿液排出，当肾功能出现异常时，血液中的肌酐浓度会升高。

（3）尿酸：尿酸是人体内嘌呤氧化代谢的最终产物，尿酸主要经由肾脏排出，血液中尿酸浓度过高时，会导致痛风性关节炎和泌尿道结石。

2. 适用范围

（1）高血压、糖尿病、痛风等患者。

（2）已知肾功能不全者。

（3）健康体检。

3. 关联检测项目

（1）尿常规。

（2）尿微白蛋白定量。

（3）胱抑素 C。

（4）泌尿系统彩超。

4. 注意事项

（1）高蛋白饮食会影响尿素氮检测结果，受检者在体检前应保持清淡饮食。

（2）标本为血清，采用促凝管。

 二、 **胱抑素 C 检测**

1. 项目意义

胱抑素 C 是一种半胱氨酸蛋白酶抑制剂，也被称为 γ-微量蛋白及 γ-后球蛋白。其广泛存在于各种组织的有核细胞和体液中，是一种低分子量、碱性非糖化蛋白质，分子量为 13.3kD，由 122 个氨基酸残基组成。可由机体所有有核细胞产生，产生率恒定。循环中的胱抑素 C 仅经肾小球滤过而被清除，是一种反映肾小球滤过率变化的内源性标志物。

2. 适用范围

（1）高血压、糖尿病、肾功能异常患者，儿童肾功能评估。

（2）心血管疾病、肝硬化患者，老年人。

（3）健康体检。

3. 关联检测项目

（1）肾功能。

（2）尿常规、尿微白蛋白定量。

4. 注意事项

（1）已明确诊断为尿毒症或肾衰竭的患者不建议进行该项检测。

（2）标本为血清，采用促凝管。

三、 尿常规检测

1. 项目意义

尿常规检测是通过检验尿液了解有无尿糖、尿血、尿酮体、尿蛋白、尿亚硝酸盐等，反映机体或肾脏的代谢功能及有无尿路感染等情况。

尿常规检测的内容及意义如下。

（1）尿液颜色：通常由负责收集尿液的护理人员、临床医师或检查人员直接目测。

（2）尿比重：反映尿液中水与尿中所含成分重量之比，主要目的是测量尿液中电解质等的浓度。

（3）尿潜血：表示尿液中有红细胞，但不是肉眼血尿，而是通过检验手段发现红细胞。若是少量出血，尿液颜色正常，但显微镜下可见红细胞，称为"显微镜下血尿"。肾小球滤过功能受损时会出现尿潜血。

（4）尿蛋白：肾脏是由肾单元（肾小球及肾小管）所组成，主要功能为排出体内过多的水分、代谢性产物、电解质及氢离子，使体内水分、酸碱度及电解质维持恒定状态。肾单元中的肾小球会执行选择性过滤功能，防止大分子（如蛋白质）经肾脏流失，因此当肾小球受损时，就会导致蛋白质出现在尿液中。

（5）尿管型：由肾小管分泌的 Tamm-Horsfall 黏蛋白，在肾小管中沉淀形成尿管型；身体不同状况或疾病，尿管型会呈现不同的颜色和外观，因此观察尿管型有助于疾病的诊断。

（6）尿胆红素/尿胆原：血红蛋白代谢后的产物。可协助肝胆疾病和溶血性贫血的诊断，尿胆红素的增高可以快速诊断临床上可疑的黄疸。

（7）亚硝酸盐：尿路感染时，细菌会产生亚硝酸盐，尿液亚硝酸盐检验呈现阳性。

（8）尿糖：血液经肾小球过滤后，血液葡萄糖也会跟着尿液进入肾小管，肾小管会将葡萄糖重吸收回血液。当血液中葡萄糖超过肾小管的重吸收能力或肾小管重吸收能力变弱，多余的葡萄糖会随尿液排出，呈现尿糖阳性。

（9）尿酮体：酮体是脂肪酸代谢的产物，体内的升糖激素、肾上腺素及生长激素等在饥饿或糖尿病等状况下，会促使脂肪组织分解成脂肪酸，并释放脂肪酸进入血循环中。人体过度利用脂肪酸作为能量供应来源时便会产生酮体。酮体会降低血液酸碱度，甚至造成酸中毒。当血液中酮体升高时，会通过肾脏排到尿液中。

2. 适用范围

（1）高血压、糖尿病、肝肾功能异常患者。

（2）已知肾功能不全者。

（3）健康体检。

3. 关联检测项目

（1）尿微白蛋白定量。

（2）胱抑素 C、血常规、肝功能、肾功能、血糖等。

（3）泌尿系统彩超。

4. 注意事项

（1）月经期女性不进行该项检测。

（2）检查前应避免寒冷及过度剧烈运动。

（3）取中段尿检验。

四、 前列腺特异性抗原（PSA）检测

1. 项目意义

前列腺特异性抗原（prostate-specific antigen，PSA）是一种正常前列腺组织和肿瘤性前列腺组织均表达的糖蛋白。血清 PSA 的绝对值有助于判定前列腺癌的程度和评估前列腺癌的治疗效果。

2. 适用范围

（1）前列腺癌术后随访。

（2）前列腺炎症、增生、增大者。

（3）男性健康体检。

3. 关联检测项目

（1）PSA 一般与 FPSA 联合检测。

（2）其他肿瘤标志物。

（3）男性泌尿系统彩超（或全腹彩超）、前列腺 MR 波谱。

4. 注意事项

（1）长期使用他汀、噻嗪类药物会使 PSA 检验结果增高。

（2）前列腺增生、前列腺炎症、会阴部创伤均可使血清 PSA 增高，注意鉴别诊断。

（3）检查该项目前一天禁止同房。

（4）标本为血清，采用促凝管。

五、 **游离前列腺特异性抗原（FPSA）检测**

1. 项目意义

游离前列腺特异性抗原（free prostate specific antigen, FPSA），在前列腺癌实验诊断中展示出良好的应用前景，在提高区分良恶性前列腺疾病的准确性上优于其他常规指标。

FPSA 检测和 PSA 联合检测的意义具体体现在以下几个方面。

（1）FPSA/PSA 用来区分前列腺癌和前列腺增大。

（2）FPSA/PSA > 26%，良性概率大大增加。

（3）FPSA/PSA < 10%，前列腺癌的概率大大增加。

（4）前列腺增生和前列腺癌的 PSA 水平在 4~10 ng/ml 时较大部分重叠，因此在这个灰色区域难以根据 PSA 水平来区分前列腺增生和前列腺癌，需结合临床进一步跟踪检查。

2. 适用范围

（1）前列腺癌术后随访。

（2）前列腺炎症、增生、增大者。

（3）男性健康体检。

3. 关联检测项目

（1）FPSA 一般与 PSA 联合检测。

（2）其他肿瘤标志物。

（3）男性泌尿系统彩超（或全腹彩超）、前列腺 MR 波谱。

4. 注意事项

（1）长期使用他汀、噻嗪类药物会使 FPSA 检验结果增高。

（2）前列腺增生、前列腺炎症、会阴部创伤均可使血清 FPSA 增高，注意鉴别诊断。

（3）检查该项目前一天禁止同房。

（4）标本为血清，采用促凝管。

六、 尿核基质蛋白（NMP22）检测

1. 项目意义

核基质蛋白（NMP22）参与构成细胞核内部框架，并与 DNA 复制、RNA 合成、激素合成有关。进一步研究表明 NMP22 参与了基因表达的调节和协调。在肿瘤细胞内，NMP22 的升高与恶性细胞的细胞核结构或形态改变相符合。由于细胞死亡（如凋亡），该蛋白从细胞内释放出来，并达到可检测的水平。膀胱癌时，NMP22 由膀胱肿瘤细胞释出，因此检测尿液中 NMP22 即可检测膀胱癌，通常膀胱癌上皮细胞内 NMP22 的含量比正常上皮细胞高几十倍。NMP22 是膀胱癌的标志物，但 NMP22 的结果不能作为确诊膀胱癌的唯一手段，任何可以导致核基质蛋白在尿液中出现的疾病均可以产生阳性结果。阳性结果也可见于某些泌尿道良性疾病、前列腺癌和癌症治疗期的患者。

2. 适用范围

（1）有长期吸烟史者。

（2）化工行业工作者。

（3）临床血尿患者。

（4）膀胱癌早期筛查与诊断。

（5）膀胱癌预后定期复查。

（6）健康体检。

3. 关联检测项目

（1）泌尿系统彩超。

（2）膀胱镜、膀胱病理活检。

4. 注意事项

标本为尿液，取中段尿。

七、　男性泌尿系统彩超

1. 项目意义

　　彩超是运用超声波的物理特性和人体器官组织声学性质上的差异，将人体器官以波形、曲线或图像的形式显示和记录出来，以判断器官是否正常。而男性泌尿系统彩超主要检查项目及意义如下。

　　（1）肾脏彩超：了解肾脏形态、大小、内部实质及肾窦回声，主要用于肾结石、肾囊肿、多囊肾、错构瘤、肾积水、肾癌等的诊断。

　　（2）输尿管彩超：正常状态下输尿管较细，当有输尿管结石、囊肿、肿瘤及积水时，彩超上可显示。

　　（3）膀胱彩超：了解膀胱壁是否光滑，主要用于膀胱结石、肿瘤、异物、憩室等的诊断。

（4）前列腺彩超：了解前列腺形态、大小、内部回声，主要用于前列腺增生症、结石、囊肿、炎症、肿瘤等的诊断。

2.适用范围

（1）尿路结石、肾囊肿、多囊肾、错构瘤、肾积水、肾癌、膀胱炎、前列腺增生等患者。

（2）男性健康体检。

3.关联检测项目

（1）肾功能、胱抑素 C。

（2）尿常规、尿微白蛋白定量。

4.注意事项

须在膀胱充盈后进行该项检查。

八、 女性泌尿系统彩超

1.项目意义

彩超是运用超声波的物理特性和人体器官组织声学性质上的差异，将人体器官以波形、曲线或图像的形式显示和记录出来，以判断器官是否正常。而女性泌尿系统彩超主要检查内容及意义如下。

（1）肾脏彩超：了解肾脏形态、大小、内部实质及肾窦回声，主要用于肾结石、肾囊肿、多囊肾、错构瘤、肾积水、肾癌等的诊断。

（2）输尿管彩超：正常状态下输尿管较细，当有输尿管结石、囊肿、肿瘤及积水时，彩超上可显示。

（3）膀胱彩超：了解膀胱壁是否光滑、有无残余尿，主要用于膀胱结石、肿瘤、异物、憩室等的诊断。

2. 适用范围

（1）尿路结石、肾囊肿、多囊肾、错构瘤、肾积水、肾癌、膀胱炎等患者。

（2）健康女性泌尿系统的常规体检。

3. 关联检测项目

（1）肾功能、尿常规、胱抑素 C、尿微白蛋白定量。

（2）妇科彩超。

4. 注意事项

须在膀胱充盈后进行该项检查。

九、 膀胱残余尿检测

1. 项目意义

残余尿指正常排尿后，膀胱内未能排出的残余尿量，一般通过超声检测。正常人膀胱的容量为 350~500ml，排尿后残余尿少于 10ml 或残余尿大于 30ml，提示病理状态；大于 50ml，提示下尿路梗阻。

2. 适用范围

（1）尿路梗阻、尿潴留患者。

（2）自觉尿不尽患者。

3. 关联检测项目

（1）泌尿系统彩超。

（2）尿常规。

4. 注意事项

（1）膀胱过度充盈后残余尿测值不准确，数值易偏大甚多，故测残余尿前不用憋尿，需排尿后再进行残余尿检测。

（2）测膀胱径线压的力度应大致相同，不然会造成误差。

（3）肠道气体易掩盖膀胱顶部，使上下径变小，影响结果。

第五章　生殖系统

一、血清人绒毛膜促性腺激素（血 HCG）检查

1. 项目意义

人绒毛膜促性腺激素（human chorionic gonadotropin，HCG）是胎盘合体滋养层细胞所分泌的一种糖蛋白激素。血 HCG 检查是指检测血清中的 HCG 水平，多采用化学发光免疫分析法进行检测。

HCG 的参考值：男性及未绝经女性，0~5U/L；绝经女性，0~10U/L；正常妊娠早期女性，自排卵后第 5~6 天开始产生 HCG，至妊娠 60~80 天达最高峰（10 万 ~20 万 U/L），之后迅速下降。

HCG 检测的意义具体体现在以下几个方面。

（1）诊断早孕。HCG 在受精卵着床前即由滋养层细胞开始分泌，早期增长迅速，约 1.7 天增长 1 倍，至 60~70 天达最高峰。因此，测定血清中的 β-HCG 水平，是较准确的早孕诊断方法。

（2）不完全流产可引起 HCG 浓度升高。

（3）葡萄胎、绒毛膜上皮癌、畸胎瘤患者血清中 HCG 浓度明显升高。

（4）睾丸精原细胞瘤患者血清中 HCG 浓度中度升高。

（5）HCG 对非小细胞肺癌有较高的辅助诊断价值。在非精原细胞睾丸癌、胃肠道癌及肝硬化等疾病中，HCG 浓度可轻度升高。

（6）先兆流产患者检测 HCG，不仅有助于了解胎盘滋养层细胞的分泌功能，还可为确定临床治疗方案提供依据。自然流产、过期流产、胎儿畸形和胎儿宫内发育受限等情况下，血清 HCG 浓度降低。

（7）宫外孕的早期诊断。异位妊娠时，HCG 含量比正常妊娠时明显降低，对疑有异位妊娠者，检测血清 HCG 有助于明确诊断。

（8）滋养叶细胞疾病的诊断、疗效观察。滋养叶细胞疾病时患者血清 HCG 浓度显著上升，HCG 水平按良性葡萄胎、恶性葡萄胎、绒毛膜癌的顺序递增，HCG 值与病情基本平行，动态监测可反映癌细胞生长、退化的动态过程。治疗后，HCG 水平可下降或转阴，若转阴后又出现升高者，则应考虑复发或转移的可能。

2. 适用范围

（1）早期妊娠的诊断。

（2）异位妊娠、葡萄胎、不完全流产患者。

（3）睾丸精原细胞瘤等与 HCG 相关性疾病的诊断、鉴别诊断及预后判断。

3. 关联检测项目

（1）妇科彩超。

（2）尿妊娠实验。

4. 注意事项

标本为血清，采用促凝管。

二、尿妊娠试验（HCG）

1. 项目意义

尿妊娠试验即用实验室方法检测妇女尿液中人绒毛膜促性腺激素（HCG）的水平。正常人尿 HCG 为阴性，低于 312U/L。（注：具体参考值请根据各实验室而定）

尿 HCG 浓度高于 2500U/L 即为妊娠阳性，常见于以下情况。

（1）妊娠：尿中 HCG 在受孕后 10 天即能检出阳性，受孕后 35~40 天 HCG 可达 2500U/L 以上，60~70 天出现高峰，达 10 万 ~20 万 U/L。

（2）宫外孕：尿妊娠试验有 60% 的阳性率。

（3）不完全流产：子宫内尚有胎盘组织残存，HCG 定性为阳性。

（4）某些肿瘤：如葡萄胎、绒毛膜癌、男性睾丸畸胎瘤等。

（5）某些内分泌代谢性疾病：如垂体病、甲状腺功能亢进、更年期综合征。

（6）某些妇科疾病：如卵巢囊肿、子宫内膜增生等。

（7）服用氯丙嗪、酚噻嗪等药物后。

尿 HCG 阴性，常见于以下情况。

第五章

（1）正常人。

（2）完全流产或死胎。

（3）怀孕后 HCG 在 2500U/L 以下，并逐渐下降，则有流产或死胎的可能，当降到 600U/L，则为难免流产，不必保胎治疗。

（4）产后 4 天或人流 13 天后。

2. 适用范围

（1）诊断早孕。

（2）辅助诊断宫外孕。

（3）估计先兆流产和预后。

（4）某些恶性肿瘤的协助诊断及随访观察。

（5）妇女受孕后的随访观察。

3. 关联检测项目

（1）妇科彩超。

（2）血清人绒毛膜促性腺激素（HCG）。

4. 注意事项

（1）采集清晨第一次排出的尿（HCG 浓度较高），且必须用一个清洁的容器来收集。

（2）收集尿液前不要喝水及饮料，以免使尿液稀释。

（3）如果不能马上做试验，应把尿液标本保存在冰箱里，但不要超过 12 个小时。

三、 TORCH 检测

1. 项目意义

TORCH 为多义词，在此指可导致先天性宫内感染及围产期感染从而引起围产儿畸形的病原体，它是一组病原微生物的英文名称缩写。其中"To"即"toxoplasma"（弓形虫），"R"即"rubivirus"（风疹病毒），"C"即"cytomegalovirus"（巨细胞病毒），"H"即"herpesvirus hominis"（人疱疹病毒）或"herpes simplex virus Ⅰ、Ⅱ"（单纯疱疹病毒Ⅰ、Ⅱ型）。这组微生物感染有着共同的特征，即可造成母婴感染。孕妇由于内分泌改变和免疫力下降易发生原发感染，既往感染的孕妇体内潜在的病毒也容易被激活而发生复发感染。孕妇发生病毒血症时，病毒可通过胎盘或产道传播感染胎儿，引起早产、流产、死胎或畸胎等，或引起新生儿多个系统、多个器官的损害，造成其不同程度的智力障碍等情况。在怀孕初的 3 个月胚胎处于器官形成期，此时受病毒感染，可破坏细胞或抑制细胞的分裂和增殖；器官形成期之后感染病毒，可破坏组织和器官结构，并可形成持续感染；出生后继续排毒，能引起相应的病变。TORCH 感染影响着人口素质，与优生优育有重要关系。

TORCH 感染后，患者特异性抗体 IgM、IgG 可迅速升高，IgM 出现早，可持续 6~12 周，而 IgG 出现晚，但可维持终生。因此，我们常把 IgG 阳性看作既往感染，而把 IgM 阳性看作初次感染的诊断指标。

TORCH 检测的意义具体体现在以下几个方面。

（1）IgG 阳性 IgM 阴性：表明孕妇曾经感染过这种病毒，或接种过疫苗，并且已产生免疫力，胎儿感染的可能性很小。

（2）IgG 阴性 IgM 阴性：表明孕妇为易感人群。妊娠期最好重复进行 IgG 检查，观察是否阳转。

（3）IgG 阳性 IgM 阳性：表明孕妇可能为原发性感染或再感染。

（4）IgG 阴性 IgM 阳性：表明孕妇近期感染过，或为急性感染；也可能是其他干扰因素造成的 IgM 假阳性。需 2 周后复查，如 IgG 阳转，为急性感染，否则判断为假阳性。

2. 适用范围

孕前妇女，尤其是有饲养或接触宠物史或其他接触史者应于计划妊娠前 3~5 个月进行 TORCH 的特异性抗体检查，有条件者妊娠 1~3 个月间再次进行相应 TORCH 的特异性抗体检查。

3. 注意事项

（1）怀孕期间孕妇要避免与 TORCH 患者接触，也不要接触动物；不食用未煮熟的肉食品，更不可食生肉，接触生肉及处理猫、狗粪便时需戴手套，事后要仔细反复洗手。

（2）若孕妇早期发现有感染，可考虑终止妊娠。

（3）若孕妇为梅毒、弓形虫病感染者，应进行治疗。

（4）孕妇生殖道有巨细胞病毒、单纯疱疹病毒感染的，应行剖宫产。

（5）随机采血，无须空腹。

（6）标本为血清，采用促凝管。

四、抗米勒管激素（AMH）检测

1. 项目意义

抗米勒管激素（AMH）是由卵巢的颗粒细胞分泌，其主要表达在窦前卵泡和小窦状卵泡。月经周期内、不同周期均保持稳定，AMH 作为卵巢功能的新标记，其血清浓度能够反映卵巢窦状卵泡的数目，能够直接反映卵巢储备情况，是评估卵巢储备的良好指标，也是评估女性生育能力及预测绝经年龄的一项重要指标。其还可预测化疗对卵巢的损伤，可帮助多囊卵巢综合征患者更好地接受诊断和治疗，并对卵巢早衰、卵巢颗粒细胞瘤的诊断具有一定意义。

2. 适用范围

（1）多囊卵巢综合征患者、卵巢早衰者。

（2）女性卵巢功能评估。

（3）备孕女性。

（4）健康体检。

3. 关联检测项目

（1）CA125、CA15-3、SCC、HE4。

（2）妇科彩超。

4. 注意事项

（1）可随机采血。

第五章

（2）标本为血清，采用促凝管。

五、 CA125 检测

1. 项目意义

CA125 是卵巢癌最常用的肿瘤标志物，可被单克隆抗体 OC125 结合的一种糖蛋白。测定患者 CA125 可以帮助卵巢癌的临床诊断、判断病情变化。95% 的健康成年妇女 CA125 的水平 ≤ 35 U/ml。尽管 80% 的卵巢上皮癌患者血中 CA125 升高，但 CA125 不是卵巢癌的特异性标志物，其他一些恶性肿瘤患者的 CA125 水平也会升高，如输卵管癌、子宫内膜癌、宫颈腺癌、胰腺癌、肠癌、乳腺癌和肺癌。另外，一些非肿瘤的良性疾病，如子宫内膜异位症、盆腔炎、卵巢囊肿、胰腺炎、肝炎、肝硬化等，其 CA125 也有不同程度的升高。子宫腺肌症者 CA125 亦会升高。但是如果血清 CA125 的水平是基线水平的两倍，或 CA125 逐渐升高，一定要引起重视，应去医院进一步检查。CA125 的升高较临床上能检查到肿瘤要早 3~6 个月。

2. 适用范围

（1）家族里有其他亲属患卵巢癌、乳腺癌等疾病，特别是做了相关的基因检测，发现存在 BRCA 基因突变者。

（2）子宫内膜异位症、卵巢囊肿、盆腔炎患者，有痛经病史者。

（3）全面体检的女性。

3. 关联检测项目

（1）CA15-3、SCC、HE4。

（2）妇科彩超、盆腔 MR。

4. 注意事项

（1）月经期、妊娠期不进行该项检查。

（2）随机采血，无须空腹。

（3）标本为血清，采用促凝管。

六、　人附睾蛋白 4（HE4）检测

1. 项目意义

HE4 基因由 Kirchhoff C 等于 1991 年首次从人类附睾远端的上皮细胞中提取，HE4 蛋白也称为乳清酸性蛋白（WFDC2）。除了存在于附睾中，在正常的成人细胞组织中，如输精管、女性生殖道的腺上皮、结肠黏膜、远端肾小管、呼吸道上皮、乳房和唾液腺中也可以检测到 HE4 蛋白。它对细胞的生长、分化和机体防御有重要作用，是一种新型肿瘤标志物。大量研究发现，其在女性生殖系统上皮细胞中高表达。2003 年，HE4 被指定为卵巢癌的血清学标志物。

HE4 检测的意义具体体现在以下几个方面。

（1）监控侵袭性上皮细胞型卵巢癌患者的治疗疗效以及疾病的复发

和转移。

（2）非恶性疾病的个体也可能会出现 HE4 水平的升高，因此 HE4 的浓度水平不能作为判断恶性疾病存在与否的绝对证据。

2. 适用范围

（1）有卵巢癌家族史者。

（2）子宫内膜异位症、卵巢囊肿、盆腔炎患者，有痛经病史者。

（3）全面体检的女性。

3. 关联检测项目

（1）CA125、CA15-3、SCC。

（2）妇科彩超、盆腔 MR。

4. 注意事项

标本为血清，采用促凝管。

七、 妇检

1. 项目意义

妇检是妇科医生对已婚妇女进行的内外生殖器的检查。其检查内容和意义如下。

（1）外阴检查：检查有无皮肤病，色素减退，尿道口有无充血肉赘、巴氏腺囊肿、尖锐湿疣、阴道膨出、子宫脱垂等。

（2）阴道窥器检查：暴露宫颈及阴道壁，观察白带性状，宫颈有无囊肿、糜烂、宫颈息肉、宫颈癌等。

（3）双合诊检查或三合诊检查：检查子宫附件大小、位置、质地、表面光滑与否，以及有无肿块、增厚和压痛。

2. 适用范围

（1）已婚妇女。

（2）有性生活的未婚女性。

3. 关联检测项目

（1）白带常规、细菌性阴道病检测、TCT、HPV-DNA、衣原体、支原体。

（2）妇科彩超、盆腔 MR。

4. 注意事项

（1）未婚女性或无性生活史的女性不进行该项检查。

（2）处于月经期者不进行该项检查。

八、 白带常规

1. 项目意义

白带是女性从阴道里流出来的一种带有黏性的白色液体，它是由前庭大腺、子宫颈腺体、子宫内膜的分泌物和阴道黏膜的渗出液、脱落的阴道上皮细胞混合而成。女性正常的白带呈白色、絮状，高度黏稠，不黏附于阴道壁，多沉积于后穹隆部，无腥臭味。白带常规检查是妇科常见的一种检查，主要检查内容包括阴道 pH、阴道清洁度、阴道微生物等，以此来判断女性是否存在白带异常，是一项有关女性生理卫生的身体检查。

白带常规检查内容如下。

（1）阴道 pH：正常阴道 pH 值为 4.0~4.5，呈弱酸性，可防止致病菌在阴道内繁殖。

（2）阴道清洁度：阴道清洁度可分为 4 级。Ⅰ度为显微镜下见到大量阴道上皮细胞和大量阴道杆菌。Ⅱ度为镜下见有阴道上皮细胞，少量白细胞，有部分阴道杆菌，可有少许杂菌或脓细胞。Ⅲ度为镜下见有少量阴道杆菌，有大量脓细胞与杂菌。Ⅳ度为镜下未见到阴道杆菌，除少量上皮细胞外主要是脓细胞与杂菌。Ⅰ~Ⅱ度属正常，Ⅲ~Ⅳ度为异常白带，表示阴道有炎症。

（3）阴道微生物：正常情况下检查结果为"无"。如有真菌、滴虫、淋球菌等项，则在结果上标示"+"（阳性），没有就是"−"（阴性）。

（4）胺试验（又称胺臭味试验）：胺试验是诊断细菌性阴道疾病的方法。患有细菌性妇科炎症者，白带可发出鱼腥味，这是由厌氧菌产生的胺遇氢氧化钾释放氨气所致。

（5）线索细胞：阴道分泌物是否存在线索细胞是细菌性阴道炎最敏感、最特异的体征，根据胺试验阳性及有线索细胞即可做出细菌性阴道炎的诊断。

白带常规检测可提示以下情况。

（1）阴道 pH 值高于 5~6 时，可能为滴虫性或细菌性阴道炎。

（2）阴道清洁度为Ⅲ～Ⅳ度时，可能提示为阴道炎。

（3）阴道微生物检查出念珠菌、滴虫呈阳性，可提示有阴道炎。

（4）白带性状异常，如呈黄色或黄绿色伴臭味时，可能为滴虫性阴道炎；白带呈豆腐渣样，可能提示为真菌性阴道炎。

2. 适用范围

（1）已婚妇女。

（2）有性生活的未婚女性。

3. 关联检测项目

（1）妇科检查、细菌性阴道病（BV）检测、TCT、HPV-DNA、宫颈细胞 DNA 倍体分析、衣原体、支原体。

（2）妇科彩超。

4. 注意事项

（1）在进行白带检查前的 24 小时内，避免同房。

（2）检查前避免进行盆浴、阴道灌洗及局部用药。

（3）不宜在月经前后、妊娠期、应用雌激素药物后进行白带检查。

<table>
<tr><td>九、</td><td>细菌性阴道病（BV）检测</td></tr>
</table>

1. 项目意义

细菌性阴道病（BV）是阴道内正常菌群失调所致的一种混合性细菌感染、阴道菌群紊乱，即以高浓度的阴道加德纳杆菌、各种厌氧菌等替代了正常、健康的阴道乳酸杆菌而引起的一种临床疾病。正常情况下，乳酸杆菌与其他微生物群相互制约、相互作用、相互依赖，共同处于微生态平衡状态。一旦前者失去优势后者过度生长，则平衡丧失导致细菌性阴道病发生。

BV 检测的内容及意义如下。

（1）pH 值：pH 值是阴道生态平衡最直接指标。健康的阴道内环境应为弱酸性，正常 pH 值维持在 4.0~4.5，抑制阴道条件致病菌（如加德纳杆菌等）的生长繁殖，维持阴道菌群平衡。pH 值高于 4.5 提示细菌性阴道病可能。

（2）过氧化氢（H_2O_2）浓度：H_2O_2 浓度是阴道生态正常与否的良好指标，可通过它了解阴道生态优势菌的活力。正常的阴道内 90% 的乳酸杆菌代谢产生 H_2O_2，H_2O_2 的浓度过低，意味着乳酸杆菌菌群的失衡，外源或条件致病菌入侵或大量繁殖，是女性下生殖道感染难以治愈易复发的重要原因之一。H_2O_2 浓度低为阳性，表示阴道处于病态或亚健康状态。

（3）白细胞酯酶（LE）：三种最常见的阴道炎（细菌性阴道病、念珠菌阴道炎、滴虫性阴道炎）均有中性白细胞浸润，当中性白细胞凋亡时，即大量释放白细胞酯酶。白细胞酯酶活性可辅助诊断阴道炎症状况，是评价阴道分泌物清洁度、阴道黏膜损伤的程度和辅助诊断宫颈炎的一个重要指标。LE 阳性结果提示炎症。

（4）唾液酸苷酶（SNA）：是细菌的毒力因子，细菌性阴道病致病菌指标，能直观体现致病菌的侵入和繁殖状态。BV 的主要致病菌加德纳菌、普雷沃菌、拟杆菌等均可产生唾液酸苷酶。研究证明，唾液酸苷酶是 BV 致病菌产生的特异性酶，唾液酸苷酶的活性与致病菌的浓度成正比。SNA 阳性结果表明有细菌性阴道病。

2. 适用范围

（1）已婚妇女。

（2）有性生活的未婚女性。

3. 关联检测项目

（1）妇科检查、白带常规、TCT、HPV-DNA、宫颈细胞 DNA 倍体分析、衣原体、支原体。

（2）妇科彩超。

4. 注意事项

（1）在进行检查前的 24 小时内，避免同房。

（2）检查前避免进行盆浴、阴道灌洗及局部用药。

（3）不宜在月经前后、妊娠期、应用雌激素药物后进行检查。

薄层液基细胞学（TCT）检查

1. 项目意义

薄层液基细胞学（TCT）检查是普查子宫颈癌，早期诊断、早期治疗子宫颈癌，降低宫颈癌死亡率的有效方法。尤其是在通过其发现宫颈癌上皮内病变后，如采取适当的处理，可阻止这些癌前病变发展为宫颈癌。

该检查的工作原理是通过采集阴道或宫颈分泌物，获得脱落细胞后浸入液基细胞处理试剂中进行处理。试剂中的裂解成分能对红细胞进行溶解，去除红细胞对检验结果造成的干扰；同时试剂中的固定成分能保存固定白细胞、脱落上皮细胞等有价值的细胞；并使包裹在黏液中的有效细胞充分分离出来，防止有价值细胞的丢失。该检查将有效细胞制备成细胞悬液，最后通过过滤离心方法清除黏液对制片的干扰，制成脱落细胞薄片。可用HE染色、巴氏染色或其他免疫组织化学染色等方法使细胞着色，再通过人工观察分析来检查阴道或宫颈的细胞形态，诊断子宫颈癌或发现其前期变化、诊断人乳头瘤病毒和单纯疱疹病毒感染。

2. 适用范围

（1）已婚妇女。

（2）有性生活的未婚女性。

3. 关联检测项目

（1）妇科检查、白带常规、BV检测、HPV-DNA、宫颈细胞DNA倍体分析、衣原体、支原体。

（2）妇科彩超。

4. 注意事项

（1）在进行检查前的 24 小时内，避免同房。

（2）检查前避免进行盆浴、阴道灌洗及局部用药。

（3）不宜在月经前后、妊娠期、应用雌激素药物后进行检查。

十一、 宫颈细胞 DNA 倍体分析

1. 项目意义

正常宫颈细胞的增殖是有丝分裂，分为前期、中期、后期及末期。细胞在增殖过程中只可能出现二倍体（2C：23 对染色体）和四倍体（4C：46 对染色体）。当有 HPV 感染时，HPV-DNA 整合到细胞核 DNA 上，病毒蛋白 E6/E7 干扰细胞有丝分裂中心体合成及引起纺锤丝的缺陷，这样就出现异倍体细胞，这些异倍体细胞最终发展成癌变细胞。

该检查的正常值及异常处理方法（N：指 > 5C 的细胞数量）如下。

（1）正常值：$N=0$ 未见 DNA 倍体异常细胞，建议定期复查（1 年 1 次）。

（2）$0 < N < 3$：可见少量 DNA 倍体异常细胞，建议 6 个月内复查。

（3）$N \geqslant 3$：可见 DNA 倍体异常细胞，建议结合临床，进行妇科诊治，必要时进行阴道镜检查及活体组织学检查。

第五章

2. 适用范围

（1）已婚妇女。

（2）有性生活的未婚女性。

3. 关联检测项目

（1）妇科检查、白带常规、BV 检测、HPV-DNA、TCT、衣原体、支原体。

（2）妇科彩超。

4. 注意事项

（1）在进行检查前的 24 小时内，避免同房。

（2）检查前避免进行盆浴、阴道灌洗及局部用药。

（3）不宜在月经前后、妊娠期、应用雌激素药物后进行检查。

十二、 人乳头瘤病毒（HPV-DNA）检测

1. 项目意义

人乳头瘤病毒（HPV）是一种属于乳多空病毒科的乳头瘤空泡病毒 A 属。其为球形 DNA 病毒，能引起人体皮肤黏膜的鳞状上皮增殖。目前已分离出 130 多种，不同的型别引起不同的临床表现。据侵犯的组织部位不同，我们可将其分为以下几类。

（1）皮肤低危型：包括 HPV1、2、3、4、7、10、12、15 等，与寻常疣、扁平疣、跖疣等相关。

（2）皮肤高危型：包括 HPV5、8、14、17、20、36、38，与疣状表皮发育不良有关，还与有些恶性肿瘤相关，如外阴癌、阴茎癌、肛门癌、前列腺癌、膀胱癌。

（3）黏膜低危型：如 HPV6、11、13、32、34、40、42、43、44、53、54 等，常感染生殖器、肛门、口咽部、食管黏膜等。

（4）黏膜高危型：HPV16、18、30、31、33、35、39 等，与宫颈癌、直肠癌、口腔癌、扁桃体癌等相关。

人乳头瘤病毒的感染途径如下。

（1）性传播。

（2）密切接触。

（3）间接接触：通过接触感染者的衣物、生活用品、用具等感染。

（4）医源性感染：医务人员在治疗护理时防护不当，造成自身感染或通过医务人员传给患者。

（5）母婴传播：婴儿通过与孕妇产道的密切接触感染。

2. 适用范围

（1）已婚妇女。

（2）有性生活的未婚女性。

3. 关联检测项目

（1）妇科检查、白带常规、BV 检测、TCT、宫颈细胞 DNA 倍体分析、衣原体、支原体。

（2）妇科彩超。

4. 注意事项

（1）在进行检查前的 24 小时内，避免同房。

（2）检查前避免进行盆浴、阴道灌洗及局部用药。

（3）不宜在月经前后、妊娠期、应用雌激素药物后进行检查。

十三、沙眼衣原体检测

1. 项目意义

沙眼衣原体（chlamydia trachomatis, CT）是一类在细胞内寄生的微生物，大小为 250~450nm。沙眼衣原体除引起生殖道感染外，还可引起眼结膜炎、直肠炎、肝周围炎等。成人主要经性交直接传播，危险因素有年龄小、多个性伴及新的性伴。衣原体感染常伴有淋病，10%~50% 的衣原体感染者可发现淋病奈瑟菌。宫颈管是沙眼衣原体最常见的感染部位，其感染后可表现为阴道分泌物增加，呈黄色或脓性，性交后出血或经间期出血。若伴有尿道炎，则出现尿急、尿频、排尿困难。检查见宫颈管脓性分泌物、宫颈红肿、触血阳性。其他感染部位还可导致子宫内膜炎、输卵管炎等。由于输卵管炎症、粘连及瘢痕形成，沙眼衣原体感染的远期后果可导致异位妊娠及不孕。

2. 适用范围

（1）已婚妇女。

（2）有性生活的未婚女性。

3. 关联检测项目

（1）妇科检查、白带常规、BV 检测、TCT、HPV-DNA、宫颈细胞 DNA 倍体分析、支原体。

（2）妇科彩超。

4. 注意事项

（1）在进行检查前的 24 小时内，避免同房。

（2）检查前避免进行盆浴、阴道灌洗及局部用药。

（3）不宜在月经前后、妊娠期、应用雌激素药物后进行检查。

第五章

十四、支原体培养及药敏（解脲 + 人型）

1. 项目意义

支原体是一类原核细胞微生物，在自然界中分布很广。有 6%~75% 的成人存在无症状的支原体寄居，而在孕妇中可达 80%；15%~35% 新生儿出生时带有支原体；在性行为紊乱人群中支原体寄居率比正常人高 2 倍多。支原体只黏附在呼吸道或泌尿生殖道的上皮细胞表面的受体上，而不进入组织和血液。经流行病学调查表明，34% 的正常男性和 47% 的正常女性，可在体内分离并检测到解脲支原体。

成人生殖道中的支原体与性交有关，而人的生殖道支原体病仅由人型支原体（mh）、生殖道支原体（mg）和解脲支原体（Uu）引起。

该项检查的内容及意义如下。

（1）人型支原体（mh）：寄居于生殖道。在国外少数可上行至输卵管引起输卵管炎或盆腔炎。国外报道性成熟女子子宫或阴道中携带 mh 者占 21%~53%，而男性尿道携带率低。

（2）生殖支原体（mg）： 能发酵葡萄糖，不分解精氨酸及尿素。仅是引起尿道炎的病原体。

（3）解脲支原体（U.urealyticum）：为溶脲支原体中唯一的一个种，因生长需要尿素而得名。它生长需要胆固醇和尿素，可分解尿素产生氨氮，使培养基 pH 上升，导致自身死亡。1977 年 Talyor 从男性尿道炎患者尿中分离出的解脲支原体并接种到自己的尿道，出现尿频、尿急、脓尿等症状，从而首次证实解脲支原体（Uu）是男性非淋菌性尿道炎的常见病因之一。妇女下生殖道若有 Uu，通常情况下只为携带者，仅有可能传染给性伴，并无致病性。因女性阴道内几乎没有胆固醇和尿素，所以它通常不会引起阴道性的疾病。婴儿或无性交接触的女性生殖道内找不到解脲支原体。Uu 在人体抵抗力低下时，会造成慢性宫颈炎，其炎性程度与感染程度呈正相关。仅极少数妇女阴道内的 Uu 可上行至子宫，引起感染造成子宫内膜炎。也有孕妇感染侵及羊膜囊，引起绒毛膜羊膜炎，造成自然流产。

2. 适用范围

（1）已婚妇女。

（2）有性生活的未婚女性。

3. 关联检测项目

（1）妇科检查、白带常规、BV 检测、TCT、HPV-DNA、宫颈细胞 DNA 倍体分析、衣原体。

（2）妇科彩超。

4. 注意事项

（1）在进行检查前的 24 小时内，避免同房。

（2）检查前避免进行盆浴、阴道灌洗及局部用药。

（3）不宜在月经前后、妊娠期、应用雌激素药物后进行检查。

十五、 妇科彩超

1. 项目意义

妇科彩超是运用超声波的物理特性和人体器官组织声学性质上的差异，以波形、曲线或图像的形式显示和记录子宫、宫颈、卵巢、输卵管和韧带的形态、大小、内部回声、卵泡发育过程。其主要用于妊娠、子宫肌瘤、子宫腺肌症、发育异常、宫内节育器位置异常、子宫内膜癌、卵巢囊肿、畸胎瘤、输卵管积水、宫外孕、盆腔炎症及脓肿、卵巢肿瘤等的诊断。彩超是临床应用最广泛的一种检查，优点是无痛苦、无创伤、无放射性、可重复检查。

2. 适用范围

女性。

3. 关联检测项目

（1）其他脏器部位的超声。

（2）CA125、CA15-3、SCC。

（3）妇科检查。

（4）白带常规、BV检测、TCT、宫颈细胞DNA倍体分析、HPV-DNA。

4. 注意事项

需在膀胱充盈后检查。

十六、 阴道彩超

1. 项目意义

阴道彩超是指阴超探头从阴道进入检查，运用超声波的物理特性和人体器官组织声学性质上的差异，以波形、曲线或图像的形式显示和记录子宫、宫颈、卵巢、输卵管和韧带的形态、大小、内部回声、卵泡发育过程。其主要用于妊娠、子宫肌瘤、子宫腺肌症、发育异常、宫内节育器位置异常、子宫内膜癌、卵巢囊肿、畸胎瘤、输卵管积水、宫外孕、盆腔炎症及脓肿、卵巢肿瘤等的诊断。已婚女性和有过性生活的女性均可做该检查，无须憋尿、检查时间短。检查时垫高臀部，有助于显示盆腔前方结构，经阴道超声可清晰显示子宫、内膜及双侧卵巢形态、大小和卵泡以及血流，比腹式更清晰，诊断结果更准确。

2. 适用范围

（1）已婚妇女。

（2）有性生活的未婚女性。

3. 关联检测项目

（1）其他脏器部位的超声。

（2）CA125、CA15-3、SCC。

（3）妇科检查。

（4）白带常规、BV 检测、TCT、宫颈细胞 DNA 倍体分析、HPV-DNA。

4. 注意事项

（1）月经期不进行该项检查。

（2）有妇科急性炎症或感染（淋病、滴虫感染、衣原体感染等）者不进行该项检查。

（3）计划检查前不使用置入阴道的栓剂。

第五章

十七、 阴囊彩超

1. 项目意义

阴囊彩超是运用超声波的物理特性和人体器官组织声学性质上的差异，以波形、曲线或图像的形式显示和记录阴囊整体情况。超声为阴囊检查的首选影像学方法。B 型超声结合双功能多普勒可以为急性阴囊疼痛、阴囊肿物及男性不育症等病变提供有用的信息。

2. 适用范围

（1）儿童隐睾患者。

（2）阴囊肿物患者。

（3）急性阴囊疼痛患者。

（4）备孕男性。

3. 关联检测项目

备孕男性可联合检查 TORCH 等优生项目。

4. 注意事项

检查时需充分暴露阴囊，医生应与受检者做好沟通解释。

第六章　神经系统

一、脂蛋白相关磷脂酶（Lp-PLA2）检测

详见循环系统。

二、颈部血管彩超

详见循环系统。

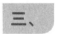

第八章

三、经颅多普勒（TCD）

1. 项目意义

经颅多普勒（TCD）是经超声探头发出一定频率、一定声强的脉冲束，这些声波被在血管内流动着的红细胞反射回来后，再由探头接收，通过这些回波信息来反映受检部位的血流状态。

2. 适用范围

（1）高血压病患者。

（2）脑动脉硬化症患者。

（3）血管性头痛患者。

（4）动脉硬化性眩晕患者。

（5）椎基底动脉供血障碍性眩晕患者。

（6）功能性眩晕患者。

（7）脑动静脉畸形患者。

3. 关联检测项目

（1）血同型半胱氨酸、血液流变学、脂蛋白（a）、Lp-PLA2、MPO。

（2）颅脑 MR/MRA、脑血管 CTA、颈椎 MR/CT、颈部血管彩超、血管弹性度检测。

4. 注意事项

（1）不需要禁食，检查前应正常就餐。空腹状态和饮水较少的情况会影响脑血流检测。

（2）尽量穿着低领松口的衣服，方便暴露颈部和肩部。

（3）24 小时内禁用血管收缩剂或血管扩张剂。

（4）检查前一天洗头不用固发剂或发油。

（5）进入诊室前应关闭手机等通讯设备，请勿在检查时拨打或接听手机，避免电磁信号干扰检查。

（6）检查前应静候 5 分钟，避免呼吸及心率不稳定影响检查。

（7）应在饭后检查。检查前 1 小时内勿吸烟。

四、 颅脑 CT 平扫 + 三维重建

1. 项目意义

颅脑 CT 平扫 + 三维重建是通过 CT 对颅脑进行检查的一种方法。其具有 "方便、迅速安全、无痛苦、无创伤" 的特点。它能清楚地显示颅脑不同横断面的解剖关系和具体的脑组织结构，因而大大提高了病变的检出率和诊断的准确性。总体上讲，CT 对人体硬组织的显像要比软组织的更好。颅脑 CT 检查对于颅内、颅骨、头皮的大部分疾病（包括外伤、肿瘤、炎症、血管病变、中毒、变性和代谢性疾病等）的诊断有重要意义。

颅脑 CT 平扫 + 三维重建的检查主要应用于以下情况。

（1）在头部外伤时 CT 是最重要的影像学诊断方法，其对新鲜出血敏感性高，并能显示水肿及颅内压增高继发脑疝等重要病变；CT 也适宜诊断头颅骨折，尤其是凹陷骨折和颅底骨折。

（2）颅脑 CT 平扫 + 三维重建可明确显示颅内肿瘤的数目部位、大小、轮廓、密度、瘤内出血、钙化以及扩散程度，定性诊断的可能性高达 70%~80%。

（3）颅脑 CT 平扫 + 三维重建对脑血管疾病诊断准确，并有助于确定治疗方案。

第六章

（4）颅脑 CT 平扫 + 三维重建在颅脑损伤时，可分辨血肿的大小、形态、范围、数目及其邻近脑组织压迫情况，观察有无亚急性或慢性颅内血肿的存在，判断颅脑损伤的吸收、缩小情况，亦可显示脑软化、脑萎缩、脑积水及脑穿通畸形等后遗症。其诊断准确率在 98% 以上，可作为颅脑损伤的常规检查。

2. 适用范围

（1）脑出血、脑梗死、蛛网膜下腔出血、颅脑损伤等患者。

（2）头晕、头痛人群。

3. 关联检测项目

（1）心脑血管疾病相关项目：血同型半胱氨酸、脂蛋白（a）、心脏彩超、心电图、颈部血管彩超、TCD、冠脉 CTA。

（2）头晕头痛相关项目：颈椎 CT/MRI、TCD、颈部血管彩超。

4. 注意事项

（1）一般幼儿不宜进行该项检查。

（2）孕妇及有备孕计划人群禁止进行该项检查。

五、　颅脑 MRI 平扫

1. 项目意义

颅脑 MRI 平扫是用于观察脑部有无病变的一种检查方法。MR 对脑内低度星形胶质细胞瘤、神经节、神经胶质瘤、动静脉畸形和血肿等的诊断确诊率极高。

颅脑 MRI 平扫的检查主要应用于以下情况。

（1）颅内肿瘤。

（2）脑血管疾病：脑梗死、脑出血、蛛网膜下腔出血、动脉瘤及血管畸形等。

（3）先天性发育异常。

（4）颅内压增高：脑积水、脑萎缩等。

（5）颅内感染。

（6）颅内占位性病变。

（7）中毒、代谢性疾病等。

2. 适用范围

（1）高血压、高脂血症、糖尿病患者。

（2）老年人。

（3）头晕头疼人群。

（4）健康体检。

3. 关联检测项目

（1）心脑血管疾病相关项目：血同型半胱氨酸、脂蛋白（a）、心脏彩超、心电图、颈部血管彩超、TCD、冠脉CTA。

（2）头晕头疼相关项目：颈椎CT/MRI、TCD、颈部血管彩超。

4. 注意事项

（1）绝对禁忌证：装有心脏起搏器、人造心脏金属瓣膜、冠状动脉支架、金属血管夹者及早期妊娠妇女。

（2）相对禁忌证：扫描野内或附近含有铁磁性物品（如有金属义齿者不能做鼻咽、口腔检查，体内有金属药泵者忌行相应部位检查，有宫内节育器者不能做盆腔检查）；幽闭恐惧症患者；不能平卧30分钟以上、神志不清、严重缺氧烦躁不安需要抢救的患者。

六、 颅脑磁共振血管成像（MRA）

1. 项目意义

颅脑MRA检查是指磁共振血管成像，即显示血管，可发现血管狭窄和闭塞的部位。

颅脑MRA的检查主要应用于以下情况。

（1）颅内动静脉畸形。

（2）颅内动脉瘤。

（3）颅内动脉粥样硬化。

（4）烟雾病（moyamoya disease）。

（5）血管纤维肌性发育不良。

2. 适用范围

（1）高血压、高脂血症、糖尿病患者。

（2）老年人。

（3）头晕头痛人群。

（4）健康体检。

3. 关联检测项目

（1）心脑血管疾病相关项目：血同型半胱氨酸、脂蛋白（a）、Lp-PLA2、MPO、心脏彩超、心电图、颈部血管彩超、冠脉 CTA。

（2）头晕头痛相关项目：颈椎 CT/MRI、TCD、颈部血管彩超。

4. 注意事项

（1）绝对禁忌证：装有心脏起搏器、人造心脏金属瓣膜、冠状动脉支架、金属血管夹者及早期妊娠妇女。

（2）相对禁忌证：扫描野内或附近含有铁磁性物品（有金属义齿者不能做鼻咽、口腔检查，体内有金属药泵者忌行相应部位检查，有宫内节育器者不能做盆腔检查）；幽闭恐惧症患者；不能平卧 30 分钟以上、神志不清、严重缺氧烦躁不安需要抢救的患者。

第八章

七、 头颈部 CTA+ 三维重建

1. 项目意义

头颈部 CTA+ 三维重建指静脉注射含碘造影剂后，经计算机对图像进行处理后，三维显示颅内血管系统。其能全方位地对头颈部血管进行有效的观察，清晰呈现血管狭窄、畸形、斑块，可以明确病灶和周围正常组织的位置关系，为进一步治疗提供有力证据。

头颈部 CTA+ 三维重建应用于以下情况。

（1）动脉瘤：是筛查动脉瘤和为其进行术前评价的重要方法。

（2）血管畸形：主要针对动静脉畸形，诊断准确率 100%。

（3）缺血性脑血管疾病：能清晰显示狭窄部位、范围及长度。

（4）动脉硬化：为老年人动脉硬化的筛查手段，可帮助其提前了解血管情况，防患于未然。

（5）烟雾病：可显示颅内血管闭塞、颅底烟雾状血管。

2. 适用范围

（1）高血压、高脂血症、糖尿病患者。

（2）老年人。

（3）头晕头痛人群。

（4）健康体检。

3. 关联检测项目

（1）心脑血管疾病相关项目：血同型半胱氨酸、脂蛋白（a）、Lp-PLA2、MPO、心脏彩超、心电图、冠脉 CTA。

（2）头晕头痛相关项目：TCD、颈部血管彩超。

4. 注意事项

（1）妊娠以及备孕人群禁止进行该检查。

（2）检前需结合必检项目：血常规、肝功能、肾功能、心电图、尿常规、血压、身高、体重进行评估，必要时结合甲状腺功能检查、心脏彩超、肌钙蛋白、高血压四项、肾上腺 + 肾动脉彩超进行评估。

（3）有碘过敏，药物及食物过敏者不进行该检查。

第八章

第七章　内分泌系统

 血糖检测与餐后 2 小时血糖检测

1. 项目意义

血中的葡萄糖称为血糖（Glu）。葡萄糖是人体的重要组成成分，也是能量的重要来源。正常人体每天需要很多的糖来提供能量，为各种组织、脏器的正常运作提供动力，所以血糖必须保持一定的水平才能维持体内各器官和组织的需要。正常人血糖的产生和利用处于动态平衡的状态，维持在一个相对稳定的水平，这是血糖的来源和去路大致相同导致的结果。人空腹时的血糖正常值在 3.9~6.1mmol/L，血糖值对于疾病的治疗和观察都有着指导意义。

餐后 2 小时血糖是指从第一口饭吃下去开始，过 2 小时测得的血糖值。餐后血糖检测的方法有很多种，口服葡萄糖耐量试验是其中一种。口服葡萄糖耐量试验是指给受检者口服葡萄糖（成人口服 75g 葡萄糖，儿童按每千克体重 1.75g 葡萄糖计算，口服的总量不超过 75g），然后测其血糖，观察其耐受葡萄糖的能力。餐后 2 小时血糖正常值在 7.8mmol/L 以下，这是比较理想的状态；餐后 2 小时血糖值在 7.8~11.1mmol/L，称为糖耐量异常或者是血糖偏高，是糖尿病的先兆；餐后 2 小时血糖值在 11.1mmol/L 以上，则属于糖尿病。

血糖检测主要应用于以下情况。

（1）空腹血糖检查是诊断糖尿病可靠的方法。空腹血糖浓度反映胰岛 β 细胞分泌基础胰岛素的能力。根据世界卫生组织（WHO）的诊断标准，空腹血糖 2 次高于 7.8mmol/L，即可诊断为糖尿病，ADA（美国糖尿病协会）的诊断标准为空腹血糖高于 7.0mmol/L 即可明确诊断。目前国内糖尿病界趋向后一种诊断标准。

（2）血糖监测可以更好地掌控糖尿病患者的血糖变化，对其生活方式以及合理用药都具有重要的指导意义，并可以帮助患者随时发现血糖问题，及时到医院就医。

餐后 2 小时血糖检测主要应用于以下情况。

（1）餐后 2 小时血糖测定是诊断和发现糖尿病的另一种重要方法。临床上有不少患者，空腹血糖不高，但餐后 2 小时血糖明显增高，也可诊断为糖尿病（ $\geq$ 11.1mmol/L ）。

（2）餐后 2 小时血糖值能较好地反映饮食及服药是不是合适，患者可根据餐后 2 小时血糖水平来调整饮食和药物，这一功能是空腹血糖所不能代替的。

（3）餐后 2 小时血糖检测有助于了解胰岛 β 细胞功能和机体对血糖的调节能力，是诊断糖尿病的确诊试验，广泛应用于临床实践中。对于处于其他疾病急性期的患者，可能需要重复检测以明确糖尿病的诊断。

2. 适用范围

（1）肥胖人群。

第七章

（2）空腹血糖异常者、糖尿病患者，糖尿病疗效观察。

（3）有糖尿病家族史者。

（4）健康体检。

3. 关联检测项目

（1）C 肽、胰岛素、糖尿病三项、HbA1c。

（2）眼底照相、糖尿病风险筛查。

4. 注意事项

（1）空腹血糖检测时须抽取静脉血，要求隔夜空腹至少 8~12 小时未进食后，在上午 9 点前（且未进食早餐时）采血；餐后 2 小时血糖结合空腹血糖采血，2 小时期间避免剧烈运动、体力劳动，安静休息，不能吸烟，禁食、禁水。

（2）对于怀疑有反应性低血糖的患者，可延长检测时间，加测服糖后 4 小时和 5 小时的血糖；观察服糖后的反应，出现面色苍白、恶心、晕厥者应立刻停止检测并及时送医。

（3）糖尿病患者不要为查空腹血糖而擅自停药，这样得出的检查结果既不能准确反映病情，又会造成血糖升高而加重病情。

（4）血糖试纸检测是通过扎手指采血进行血糖检测，可以及时出结果，非常方便，其检测结果与抽血结果相差 10%~20%，但血糖试纸检测结果稳定性差，因此不能用来诊断糖尿病。

（5）标本为血清，采用分离胶管。

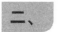 ## 二、 胰岛素检测与餐后 2 小时胰岛素检测

1. 项目意义

胰岛素是由胰脏内的胰岛 β 细胞受内源性或外源性物质（如葡萄糖、乳糖、核糖、精氨酸、胰高血糖素等）的刺激而分泌的一种蛋白质激素。胰岛素是人体内唯一降低血糖的激素，同时可促进糖原、脂肪、蛋白质合成。餐后胰岛素检测数值为空腹时的 5~10 倍，峰值多出现在餐后 30~60 分钟。

胰岛素检测与餐后 2 小时胰岛素检测主要应用于以下情况。

（1）了解胰岛功能，判断糖尿病类型。如果胰岛素水平明显降低，就称之为绝对缺乏，可见于 1 型糖尿病；如果并没有明显减少就称为相对缺乏，是胰岛素发挥作用的环节出现故障所导致的，常见于存在胰岛素抵抗的 2 型糖尿病。

（2）治疗糖尿病，促进血循环中葡萄糖进入肝细胞、肌细胞、脂肪细胞及其他组织细胞合成糖原使血糖降低，促进脂肪及蛋白质的合成，降低血糖的作用。1 型糖尿病患者，由于自身胰岛 β 细胞功能受损，胰岛素分泌绝对不足，在发病时就需要胰岛素治疗，而且需终生胰岛素替代治疗以维持生命和生活，约占糖尿病总人数 5%；2 型糖尿病患者在生活方式和口服降糖药联合治疗的基础上，如果血糖仍然未达到控制目标，即可开始口服药物和胰岛素的联合治疗。

（3）调节代谢过程，包括碳水化合物代谢、脂肪代谢、调节蛋白质代谢。

第七章

2. 适用范围

（1）糖尿病患者、血糖药物控制不理想者。

（2）1 型糖尿病、2 型糖尿病伴有明显高血糖患者。

（3）老年人肥胖症、小儿肥胖人群。

（4）妊娠期糖尿病患者。

3. 关联检测项目

（1）空腹血糖、餐后 2 小时血糖、C 肽、糖尿病三项、眼底照相。

（2）肝功能、肾功能。

4. 注意事项

（1）胰岛素检测须空腹采血。

（2）餐后 2 小时胰岛素必须结合空腹胰岛素检测。

（3）标本为血清，采用分离胶管。

 三、 **C 肽检测与餐后 2 小时 C 肽检测**

1. 项目意义

C 肽（C-peptide）又称连接肽，由胰岛 β 细胞分泌。它与胰岛素有一个共同的前体胰岛素原，胰岛素原裂解成 1 个分子的胰岛素和 1 个分子的 C 肽，因此 C 肽与自身胰岛素含量是一致的，因为 C 肽不容易被肝脏降解，因此测 C 肽的量就是测胰岛素的含量，能准确反映胰岛细胞的功能。对于接受胰岛素治疗的患者，测定血中胰岛素水平不能评价自身胰岛功能，此时可以测定 C 肽水平来评价自身胰岛 β 细胞分泌功能和储备功能。正常空腹 C 肽参考值为 0.5~2.5ng/ml，口服葡萄糖耐量试验后 2 小时则升高5~10 倍。

C 肽检测与餐后 2 小时 C 肽检测的意义具体体现在以下几个方面。

（1）C 肽检测多用于糖尿病分型及了解糖尿病患者胰岛 β 细胞的功能。无论 1 型或 2 型糖尿病患者，初病时都应通过检测 C 肽或胰岛素水平以判断胰岛 β 细胞功能。

（2）怀疑患有胰岛素瘤的患者发生低血糖时，测定血糖与胰岛素比值有助于诊断，而用外源性胰岛素治疗的患者发生低血糖，测定 C 肽可鉴别其低血糖发生的原因。

（3）了解胰岛移植是否存活除监测血糖外，还应测定 C 肽以了解移植后胰岛 β 细胞的分泌功能。

（4）患肝炎或肝硬化时，肝脏对胰岛素摄取减少，血中胰岛素水平有升高趋势，而 C 肽受其影响小，血中 C 肽与胰岛素比值降低。发生肾病时 C 肽降解减慢，血中 C 肽水平升高，C 肽与胰岛素比值明显高于正常。

2. 适用范围

（1）糖尿病分型。

（2）糖尿病胰岛素治疗患者。

3. 关联检测项目

（1）空腹血糖、餐后 2 小时血糖、胰岛素、糖尿病三项。

（2）眼底照相。

4. 注意事项

（1）C 肽检查时须空腹。

（2）C 肽与餐后 C 肽须结合检测。

（3）标本为血清，采用促凝管。

四、 糖化血红蛋白（HbA1c）检测

1. 项目意义

糖化血红蛋白（HbA1c）是血红蛋白 A 组分的某些特殊分子部位和葡萄糖经过缓慢而不可逆的反应结合而成的，糖化血红蛋白生成多少与血糖的高低密切相关，而且糖化血红蛋白要比血糖稳定得多。红细胞平均寿命是 120 天，而 HbA1c 的代谢周期与红细胞的寿命基本一致，所以 HbA1c 的水平反映了检测前 2~3 个月的平均血糖水平，HbA1c 的参考值为 4%~6%。

HbA1c 检测主要应用于以下情况。

（1）监控糖尿病患者血糖水平的控制程度：HbA1c < 7% 说明糖尿病控制良好；HbA1c 为 7%~8% 说明尚可接受；HbA1c 为 8%~9% 说明控制不好；HbA1c > 9% 说明控制很差。

（2）监测糖尿病患者疗效的最好指标：动态检测 HbA1c，若呈下降趋势，说明疗效显著。

（3）糖尿病诊断指标：2011 年世界卫生组织（WHO）将 HbA1c ≥ 6.5% 作为糖尿病的诊断标准之一。

（4）预测血管并发症：由于 HbA1c 与氧的亲和力强，可导致组织缺氧，故长期 HbA1c 增高可引起组织缺氧而发生并发症，HbA1c ≥ 10% 提示并发症严重，预后较差。

（5）鉴别高血糖：糖尿病高血糖的 HbA1c 水平增高，而应急性高血糖的 HbA1c 则正常。

2. 适用范围

（1）血糖异常者、糖尿病患者，糖尿病疗效观察。

（2）有糖尿病家族史者。

3. 关联检测项目

（1）空腹血糖、餐后 2 小时血糖、C 肽、胰岛素、糖尿病三项、眼底照相。

（2）脂蛋白（a）、同型半胱氨酸。

4. 注意事项

（1）复查必须间隔 2 个月以上。

（2）该检查无须空腹采血，为随机采血。

（3）采血当天无须停药，服药不影响检测结果。

（4）标本为全血，采用 EDTA（己二胺四乙酸二钠）抗凝管。

第七章

五、 **糖尿病三项检查**

糖尿病有多种类型。1 型糖尿病，主要是由于胰岛 β 细胞破坏而造成内源胰岛素或 C 肽水平绝对缺乏；2 型糖尿病，是在多种遗传基因背景、环境因素作用下，发生不同程度的胰岛分泌不足和胰岛素抵抗并存；妊娠糖尿病指在妊娠时初次发现的糖尿病，口服葡萄糖耐量试验中任何程度的糖耐量异常；其他特殊类型的糖尿病主要为 8 个亚型，胰岛 β 细胞功能性基因缺陷型、胰岛素作用的遗传缺陷型、胰腺外的分泌疾病型、内分泌疾病型、药物和化学品所致型、感染型、罕见的免疫介导糖尿病及其他遗传疾病伴糖尿病。糖尿病三项指抗谷氨酸脱羧酶抗体（GADA）、抗胰岛细胞抗体（ICA）、胰岛素抗体（IAA）。

·抗谷氨酸脱羧酶抗体（GADA）检测

1. 项目意义

抗谷氨酸脱羧酶抗体（GADA）是 1 型糖尿病的标志性抗体，用于缓进型或隐匿型 1 型糖尿病的诊断和鉴别诊断。另外，有研究表明，GADA 在大脑发育和功能上有重要作用，并可能与某些神经系统疾病、GAD 相关性自身免疫原性硬化综合征有关。

GADA 在 1 型糖尿病发病的早期阳性率为 38%~76%，在 I 级亲属中的阳性率达 78%~81%，且几乎都是 GADA65；而 GADA67 分布很少，2 型糖尿病阳性率仅 0%~4%。

2. 适用范围

有糖尿病"三多一少"症状的患者。

3. 关联检测项目

（1）空腹血糖。

（2）胰岛素、C肽。

4. 注意事项

（1）抽血前一天不应吃过于油腻、高蛋白的食物；避免大量饮酒，血液中的酒精成分会直接影响检验结果。

（2）体检前一天的20时以后，应开始禁食，以免影响检测结果。

（3）标本为血清，采用促凝管。

·胰岛细胞抗体（ICA）检测

1. 项目意义

胰岛细胞抗体（ICA）属器官特异型抗体，抗原为胰岛细胞浆成分或微粒体组分，主要为lgG类，是胰岛细胞中β细胞损伤的标志。胰岛细胞抗体常用间接免疫荧光法测定，荧光图形的特点是胰岛细胞胞质呈斑点状着染。

ICA检测主要应用于以下情况。

（1）诊断胰岛素依赖型糖尿病。胰岛素依赖型糖尿病（IDDM）患者，ICA检出率达60%~70%，常在临床发病前期即可测出，数周后降低，起病后3年检出率约20%。

（2）作为糖尿病的分型指标。胰岛素依赖型糖尿病（IDDM）患者发病时的阳性率为65%~85%，而非胰岛素依赖型糖尿病（NIDDM）患者发病时的阳性率约为10%。

（3）判断非胰岛素依赖型糖尿病转归。临床发病表现为NIDDM的患者，ICA阳性还是预示着发生IDDM，也是口服降糖药失效指标。

（4）作为胰腺移植术后监测指标。在同种异体胰腺移植后，患者血中出现ICA者易发生对移植物的排斥反应。

1型糖尿病患者的ICA和GADA检出率呈正相关，两种抗体的一致率在发病早期为90%，疾病过程中为54%。

2. 适用范围

（1）糖尿病分型，IDDM患者、NIDDM患者。

（2）其他类型的糖尿病患者。

3. 关联检测项目

（1）空腹血糖。

（2）胰岛素、C肽等。

4. 注意事项

（1）抽血前一天不应吃过于油腻、高蛋白的食物；避免大量饮酒，血液中的酒精成分会直接影响检验结果。

（2）体检前一天的20时以后，应开始禁食，以免影响检测结果。

（3）标本为血清，采用促凝管。

·胰岛素抗体（IAA）

1. 项目意义

胰岛素抗体（IAA）在 2 种情况下可出现，一种出现于接受外源性胰岛素治疗的患者体内，主要和胰岛素制剂的纯度有关系；一种出现于从未接受胰岛素治疗的患者体内，称为胰岛素自身抗体。

IAA 检测主要应用于以下情况。

（1）胰岛素抗体对糖尿病和低血糖的诊断、鉴别诊断及治疗具有非常重要的意义，还用于 1 型糖尿病的早期发现：正常人群如在血中发现胰岛素抗体则很容易罹患 1 型糖尿病。胰岛素自身抗体可能系 β 细胞破坏所产生，因此胰岛素自身抗体的检测可作为自身免疫性 β 细胞损伤的标志，可用于早期发现和预防 1 型糖尿病。

（2）诊断胰岛素抵抗，指导糖尿病治疗：血液中存在胰岛素抗体是产生胰岛素抵抗的重要原因。糖尿病患者在使用胰岛素治疗的过程中可因胰岛素抗体的产生而出现胰岛素抵抗，表现为胰岛素用量逐日增加但血糖控制并不理想。此时应检测胰岛素抗体，若出现阳性或滴度增高可作为胰岛素抵抗的客观依据，换用单组分胰岛素、高纯度胰岛素及停用胰岛素、应用口服降糖药或糖皮质激素皆有助于降低胰岛素抗体的浓度，改善胰岛素抵抗。

（3）胰岛素自身免疫综合征（insulin autoimmune syndrome, IAS）：自 Hirata 等于 1970 年首次报告此综合征后，国内外报告逐年增多。IAS 的特征为严重低血糖、高胰岛素血症、胰岛素抗体（IAA）阳性及从未接受外源性胰岛素治疗。IAS 低血糖发作呈自限性，82% 不经治疗 1 年内自行缓解，但发作时多较严重且诊断困难。除对症治疗外，应用肾上腺皮质激素可能对 IAS 有一定价值。遗传易感性在 IAS 发生中可能起重要作用。

2. 适用范围

（1）糖尿病分型。

（2）诊断胰岛素抵抗。

3. 关联检测项目

（1）空腹血糖。

（2）胰岛素、C 肽等。

4. 注意事项

（1）抽血前一天不吃过于油腻、高蛋白的食物；避免大量饮酒，血液中的酒精成分会直接影响检验结果。

（2）体检前一天的 20 时以后，应开始禁食，以免影响检测结果。

（3）标本为血清，采用促凝管。

六、 促肾上腺皮质激素检测

1. 项目意义

促肾上腺皮质激素为腺垂体分泌的微量多肽激素，是肾上腺皮质活性的主要调节者。促肾上腺皮质激素的分泌受到肾上腺皮质激素释放激素的控制，由下丘脑分泌，响应低浓度皮质醇和应激的反馈作用。正常促肾上腺皮质激素分泌存在与皮质醇相同的昼夜节律，早晨高，下午和晚上低。

促肾上腺皮质激素检测具有以下意义。

（1）用于原发性和继发性肾上腺功能不全的鉴别诊断。

（2）促肾上腺皮质激素水平降低：见于垂体功能减退症、肾上腺皮质肿瘤、垂体瘤、腺垂体受损等。

（3）促肾上腺皮质激素水平升高：见于应激状态（如烧伤、手术、低血糖等）、原发性肾上腺功能不全、库欣综合征、先天性肾上腺增生、垂体促肾上腺皮质激素细胞瘤。

2. 适用范围

（1）小儿肾上腺皮质功能不全者。

（2）慢性肾上腺皮质功能减退症患者。

3. 关联检测项目

皮质醇。

4. 注意事项

（1）采血时间段不同会造成结果不同。

（2）标本为血清，采用促凝管。

第七章

七、 皮质醇（血清皮质醇）检测

1. 项目意义

皮质醇由肾上腺皮质产生和分泌，属甾体糖皮质激素类，其分泌受垂体前叶促肾上腺皮质激素的控制。血清皮质醇的测定直接反映肾上腺皮质的分泌功能。

皮质醇检测具有以下意义。

（1）血清皮质醇增高：见于肾上腺皮质增生和肿瘤、单纯性肥胖以及摄入苯丙胺、促肾上腺皮质激素、乙醇、口服避孕药等。

（2）血清皮质醇减低：见于肾上腺皮质结核及萎缩、垂体功能减退、甲状腺功能减退和一些慢性消耗性疾病，以及摄入地塞米松、左旋多巴和金属锂等药物。

2. 适用范围

（1）妊娠合并皮质醇增多症、甲状腺功能减退、垂体瘤患者。

（2）潮汗、腹胀、心音异常、脱水、腹痛、恶心呕吐、消瘦、呼吸异常、体型异常等人群。

3. 关联检测项目

（1）促肾上腺皮质醇激素、甲状腺功能。

（2）垂体 MR 平扫 + 增强。

4. 注意事项

（1）抽血前一天不吃过于油腻、高蛋白的食物；避免大量饮酒，血液中的酒精成分会直接影响检验结果。

（2）体检前一天的 20 时以后，应禁食，以免影响检测结果。

（3）血液中的皮质增生波动较大，早晨最高，之后逐渐降低，入睡后降至最低水平，临床上一般于早上 8 时左右采血标本送检。

（4）标本为血清，采用促凝管。

八、 血清三碘甲状腺原氨酸（T3）检测

1. 项目意义

T3 是由甲状腺滤泡细胞合成及分泌的激素。

T3 检测具有以下意义。

（1）T3 增高：见于甲状腺功能亢进、三碘甲状腺原氨酸型甲状腺功能亢进危象早期、缺碘性甲状腺肿、高甲状腺结合球蛋白血症。

（2）T3 减低：见于甲状腺功能减退、低甲状腺素结合球蛋白血症等。

2. 适用范围

（1）男子乳腺发育者。

（2）甲状腺肿大者，有甲状腺功能异常病史者。

（3）新陈代谢旺盛者。

（4）心音异常、呼吸异常、体型异常、食欲异常、眼球震颤、出汗异常、眼痛、眼球突出者。

（5）甲状腺结节患者。

3. 关联检测项目

（1）甲状腺功能、肝功能、肾功能。

（2）心电图、心脏彩超、甲状腺彩超。

4. 注意事项

（1）进行该检查时无须空腹。

（2）检验前请告知医生近期用药情况及特殊生理改变。

（3）标本为血清，采用促凝管。

九、 血清甲状腺素（T4）检测

1. 项目意义

甲状腺素（T4）是甲状腺滤泡细胞合成及分泌的激素，以游离形式释放进入血循环中，并迅速与血浆蛋白相结合。

（1）甲状腺素升高可发生在以下情况。

①甲状腺中毒症：无痛性甲状腺炎、亚急性甲状腺炎、突眼性甲状腺功能亢进症、服甲状腺制剂、畸胎瘤、恶性绒毛膜上皮瘤、垂体促甲状腺激素肿瘤。

②正常甲状腺功能：TBG（甲状腺结合球蛋白）增加症（家族性）、妊娠、新生儿、部分肝癌、肝炎（急性期）、急性间歇性卟啉病、服用药物（类固醇类、避孕药）、抗甲状腺素抗体阳性的慢性甲状腺炎、家族性异常白蛋白血症、T4结合前白蛋白（TBPA）过多症、一过性高T4血症（急性疾病、口服胆囊造影剂造成）。

（2）甲状腺素降低可发生在以下情况。

①甲状腺功能减退症：慢性甲状腺炎、克汀病、碘有机化障碍、垂体性甲状腺功能减退症。

②正常甲状腺功能：TBG（甲状腺素结合球蛋白）减少症（家族性）、肾病综合征、人工透析治疗、低蛋白血症、蛋白丧失性胃肠症、肝硬化、服用药物（睾酮、蛋白分化激素、肾上腺糖皮质激素、水杨酸、苯妥英钠、肝素）。

2. 适用范围

（1）老年人室颤、男子乳腺发育者，甲亢性心脏病、甲状腺结核、无痛性甲状腺炎、自主性高功能性甲状腺腺瘤患者。

（2）甲状腺功能亢进患者，汗多、发冷、眼突、多食消瘦、乏力等人群。

（3）甲状腺结节患者。

3. 关联检测项目

（1）甲状腺功能、肝功能、肾功能。

（2）心电图、心脏彩超、甲状腺彩超。

第七章

4. 注意事项

（1）进行该检查时无须空腹。

（2）检验前请告知医生近期用药情况及特殊生理改变。

（3）标本为血清，采用促凝管。

十、 促甲状腺素（TSH）检测

1. 项目意义

促甲状腺激素是垂体分泌的促进甲状腺的生长和机能的激素，具有促进甲状腺滤泡上皮细胞增生、甲状腺激素合成和释放的作用。随着实验室监测方法的改进，TSH 监测的敏感性也越来越高，而高敏促甲状腺激素即是促甲状腺激素的更敏感监测值，其反映 TSH 值更准确，可以更早地预测疾病的发生。

TSH 检测结果具有以下意义。

（1）TSH 增高：见于原发性甲状腺功能减退、伴有甲状腺功能低下的桥本病、外源性促甲状腺激素分泌肿瘤（肺、乳腺）、亚急性甲状腺炎恢复期及摄入金属锂、碘化钾、促甲状腺激素释放激素等。

（2）TSH 减低：见于垂体性甲状腺功能低下、非促甲状腺激素瘤所致的甲状腺功能亢进，以及摄入阿司匹林、皮质激素及静脉使用肝素。

2. 适用范围

（1）亚临床甲状腺功能亢进、产后甲状腺炎、甲状腺功能亢进合并妊娠、老年人甲状腺功能低下、小儿纤维性骨营养不良综合征、静止性淋巴细胞性甲状腺炎、甲状腺功能减退患者及甲状腺功能正常的甲状腺肿大者。

（2）甲状腺结节患者。

（3）颈部搏动、潮汗、面容憔悴早衰、唇厚舌大、心音异常、心脏杂音、消瘦、呼吸异常、体型异常、食欲异常人群。

3. 关联检测项目

（1）甲状腺功能、肝功能、肾功能。

（2）心电图、心脏彩超、甲状腺彩超。

4. 注意事项

（1）进行该检查前无须空腹。

（2）检验前请告知医生近期用药情况及特殊生理改变。

（3）标本为血清，采用促凝管。

十一、 游离三碘甲状腺原氨酸（FT3）检测

1. 项目意义

游离三碘甲状腺原氨酸（FT3）可直接反映甲状腺功能状态，并且不受血中甲状腺素结合球蛋白浓度及结合力改变的影响，对非甲状腺疾病也有诊断价值。

FT3 检测结果具有以下意义。

（1）FT3 增高：见于甲状腺功能亢进（三碘甲状腺原氨酸型甲状腺功能亢进）。

（2）FT3 减低：见于甲状腺功能减退。

2. 适用范围

（1）妊娠合并甲状腺功能亢进、毒性弥漫性甲状腺肿患者。

（2）甲状腺功能减退、亚临床甲状腺功能减退症、甲状腺结核、甲状腺结节患者。

（3）甲状腺功能亢进性心脏病、老年甲状腺功能减退症、心悸伴心率异常患者。女性性早熟、潮汗、新陈代谢旺盛、心音异常、消瘦、呼吸异常、体型异常、食欲异常、甲状腺肿、眼球震颤人群。

3. 关联检测项目

（1）甲状腺功能、肝功能、肾功能。

（2）心电图、心脏彩超、甲状腺彩超。

4. 注意事项

（1）进行该项检测时无须空腹。

（2）检验前请告知医生近期用药情况及特殊生理改变。

（3）标本为血清，采用促凝管。

十二、 游离甲状腺素（FT4）检查

1. 项目意义

游离甲状腺素（FT4）是甲状腺功能体外试验的灵敏指标。即便在生理及病理情况引起血浆甲状腺结合蛋白结合力和浓度改变时，其也能反映甲状腺的功能。

FT4检测结果具有以下意义。

（1）FT4升高：见于甲状腺中毒症、突眼性甲状腺功能亢进症、无痛性甲状腺炎伴甲亢、亚急性甲状腺炎伴甲亢、甲状腺制剂服用过量、甲状腺受体不应症、慢性甲状腺炎伴甲亢。

（2）FT4降低：见于甲状腺功能减退（原发性）、垂体性或者无痛性亚急性甲状腺炎的一过性功能减退期、低白蛋白血症。

2. 适用范围

（1）毒性弥漫性甲状腺肿、妊娠合并甲状腺功能功能亢进、甲状腺功能亢进性心脏病、甲状腺结核、静止性淋巴细胞性甲状腺炎、甲状腺功

能正常的甲状腺肿大、甲状腺结节患者。

（2）女性性早熟、亚临床甲状腺功能减退症、碘源性甲状腺功能亢进、新陈代谢旺盛人群。

3. 关联检测项目

（1）甲状腺功能、肝功能、肾功能。

（2）心电图、心脏彩超、甲状腺彩超。

4. 注意事项

（1）进行该检测前无须空腹。

（2）检验前请告知医生近期用药情况及特殊生理改变。

（3）使用肝素可使 FT4 水平升高，使用锂盐可使 FT4 水平降低。

（4）FT4 测定的临床意义同血清甲状腺素测定，但更敏感，且不受结合蛋白的影响。

（5）标本为血清，采用促凝管。

十三、抗甲状腺球蛋白抗体（ATG）检测

1. 项目意义

抗甲状腺球蛋白抗体（ATG）是 Roitt 等 1958 年在对自身免疫性甲状腺炎（桥本甲状腺炎等）进行血清学研究时发现的。ATG 的靶抗原甲状腺球蛋白（TG）是一种由甲状腺上皮细胞合成和分泌的可溶性的碘化糖蛋白，

分子量 660KD，由 2748 个氨基酸组成。它是 T3（三碘甲状腺原氨酸）、T4（甲状腺素）的生物合成前体，主要以胶体形式贮存于甲状腺滤泡腔中，正常人血清中含量极微（10~40ng/ml）。ATG 是人的各种自身抗体中最典型的器官特异性抗体，以 IgG 类为主，IgA 类占 20%，IgM 类占 5%，正常人 ATG 为阴性。

ATG 检测结果具有以下意义。

桥本甲状腺炎患者血清中 ATG 检出率可达 90%~95%；甲状腺功能亢进患者 ATG 检出率为 40%~90%，检出率高的可能与部分病例属于桥本甲状腺功能亢进有关；原发性甲状腺功能低下症患者的 ATG 检出率为 65% 左右；亚急性甲状腺炎、甲状腺癌、甲状腺腺瘤等的 ATG 检出率都很低；SLE 等结缔组织病患者血清 ATG 检出率为 20%~30%。对 ATG 阳性尤其高水平阳性者，选择治疗方法应慎重。

2. 适用范围

（1）心悸、胃纳明显增加但体重下降、疲乏无力、怕冷、皮肤干燥少汗或粗糙泛黄、身体发凉等人群。

（2）心悸伴胸闷的年轻女性，消瘦、腹泻、乏力者，甲状旁腺功能亢进、产后甲状腺炎、放射性甲状腺炎、结节性甲状腺肿、亚临床甲状腺功能亢进、甲状腺功能亢进合并妊娠、甲状腺炎患者。

（3）甲状腺结节患者。

3. 关联检测项目

（1）甲状腺功能、肝功能、肾功能。

第七章

（2）心电图、心脏彩超、甲状腺彩超。

4. 注意事项

（1）进行该项检测时无须空腹。

（2）检验前请告知医生近期用药情况及特殊生理改变。

（3）标本为血清，采用促凝管。

十四、 抗甲状腺过氧化物酶自身抗体（TPOAb）检测

1. 项目意义

甲状腺过氧化物酶是甲状腺微粒体的主要抗原成分，其功能与甲状腺素的合成有关。抗甲状腺过氧化物酶抗体或抗甲状腺微粒体抗体可能使甲状腺细胞损伤。检测抗甲状腺过氧化物酶抗体的方法与检测抗甲状腺球蛋白抗体的方法类似。测定抗甲状腺过氧化物酶抗体的临床意义与抗甲状腺球蛋白抗体的也大致相同，主要对于慢性淋巴细胞性甲状腺炎、甲状腺功能亢进症、原发性甲状腺功能减退症有辅助诊断、疗效考核的价值，正常结果为阴性。

TPOAb 检测具有以下意义。

（1）某些患者抗甲状腺球蛋白抗体阴性，但抗甲状腺过氧化物酶抗体阳性，因而两种抗体同时检测可提高抗甲状腺自身抗体的阳性检出率，并可作为临床诊断和鉴别诊断自身免疫性甲状腺炎的重要依据。

（2）TPOAb 为一种自身抗体，常见于桥本甲状腺炎，与疾病活动期相关。

2. 适用范围

（1）心悸、胃纳明显亢进但体重下降、疲乏无力、怕冷、皮肤干燥少汗或粗糙泛黄、身体发凉等人群。

（2）心悸伴胸闷的年轻女性，消瘦、腹泻、乏力者，甲状旁腺功能亢进、产后甲状腺炎、放射性甲状腺炎、结节性甲状腺肿、亚临床甲状腺功能亢进、甲状腺功能亢进合并妊娠、甲状腺炎患者。

（3）甲状腺结节患者。

3. 关联检测项目

（1）甲状腺功能、肝功能、肾功能。

（2）心电图、心脏彩超、甲状腺彩超。

4. 注意事项

（1）进行该项检查前无须空腹。

（2）检验前请告知医生近期用药情况及特殊生理改变。

（3）标本为血清，采用促凝管。

十五、 甲状腺球蛋白（TG）检测

1. 项目意义

甲状腺球蛋白（TG）是由甲状腺滤泡上皮细胞合成的一种大分子糖蛋白，是甲状腺滤泡内胶质的主要成分，合成的甲状腺激素以球蛋白形式储存在滤泡腔中。在正常情况下，只有极微量的 TG 进入血液循环。

TG 检测具有以下意义。

（1）血清 TG 的改变较多见于甲状腺部位的恶性肿瘤，如甲状腺滤泡状癌、甲状腺乳头状癌和间质癌等患者血中 TG 都可出现不同程度的升高，而甲状腺髓样癌患者血中 TG 可正常或降低。前者主要是因为甲状腺的破坏以及肿瘤组织分泌一定量的 TG，而致血中 TG 升高；后者的肿瘤组织来源于甲状腺 C 细胞，而非甲状腺上皮细胞，故其血清 TG 并不升高。

（2）甲状腺功能亢进症、甲状腺瘤、亚急性甲状腺炎以及慢性淋巴细胞性甲状腺炎等甲状腺疾病都可出现血中 TG 水平升高。

2. 适用范围

（1）心悸、胃纳明显亢进但体重下降、疲乏无力、怕冷、皮肤干燥少汗或粗糙泛黄、身体发凉等人群。

（2）心悸伴胸闷的年轻女性，消瘦、腹泻、乏力者，甲状旁腺功能亢进、产后甲状腺炎、放射性甲状腺炎、结节性甲状腺肿、亚临床甲状腺功能亢进、甲状腺功能亢进合并妊娠、甲状腺炎患者。

（3）甲状腺结节患者。

3. 关联检测项目

（1）甲状腺功能、肝功能、肾功能。

（2）心电图、心脏彩超、甲状腺彩超。

4. 注意事项

（1）进行该检查前无须空腹。

（2）检验前请告知医生近期用药情况及特殊生理改变。

（3）标本为血清，采用促凝管。

十六、甲状旁腺激素（PTH）检测

1. 项目意义

甲状旁腺激素（parathyroid hormone，PTH），是甲状旁腺主细胞分泌的碱性单链多肽类激素。甲状旁腺激素是由 84 个氨基酸组成的，它的主要功能是调节脊椎动物体内钙和磷的代谢，促使血钙水平升高，血磷水平下降。在甲状旁腺主细胞内首先合成 PTH 的第一前身物质，称为前甲状旁腺激素原，含 115 个氨基酸，之后这一前身物质在细胞内裂解成为含 90 个氨基酸的第二前身物质——甲状旁腺激素原，后者进而在细胞内裂解成为含 84 个氨基酸的多肽，即 PTH。PTH 主要的作用是使破骨细胞活性和数目增加，增高血钙，抑制肾小管对磷的吸收，促进肠钙、磷的吸收。

PTH 检测结果具有以下意义。

（1）PTH 增高：见于原发性甲状旁腺功能亢进、异位性甲状旁腺功能亢进、继发于肾病的甲状旁腺功能亢进、假性甲状旁腺功能减退。

（2）PTH 减低：见于甲状腺手术切除所致的甲状旁腺功能减退症、肾功能衰竭和甲状腺功能亢进所致的非甲状旁腺性高血钙症。

2. 适用范围

（1）甲状旁腺功能亢进患者。

（2）肾功能衰竭患者。

（3）关节疼痛、肌肉萎缩者。

3. 关联检测项目

（1）甲状腺功能、肝功能、肾功能、心肌酶、电解质。

（2）心电图、心脏彩超。

4. 注意事项

（1）检查前须停服影响甲状腺功能的药物，如甲状腺片、抗甲状腺药等。

（2）在进行该检查当日，患者应空腹。

（3）标本为血清，采用促凝管。

十七、 尿碘测定

1. 项目意义

碘是人体所必需的微量元素之一，它是合成甲状腺激素必不可少的基本成分。体内碘 80%~85% 经尿排出，因此尿碘含量可以代表血液碘含量。研究表明，碘摄入量过多或过少均可诱发各种甲状腺疾病的发生与发展，尿碘与结节性甲状腺疾病有很高的相关性，婴幼儿及儿童的大脑发育也需要足够的碘。同时尿碘测定可正确评估碘缺乏程度，以便及时了解补碘后人群的碘营养情况，做到科学、合理补碘。

2. 适用范围

（1）碘缺乏病患者。

（2）甲状腺结节患者。

（3）健康体检。

3. 关联检测项目

（1）甲状腺功能。

（2）甲状腺彩超。

4. 注意事项

标本为尿液，采集中段尿。

十八、 白细胞介素 -6（IL-6）检测

1. 项目意义

白细胞介素 -6（IL-6）可通过增加基质金属蛋白酶的表达来影响肿瘤细胞侵袭和转移的过程，还可上调各种黏附分子表达，导致肿瘤细胞与内皮细胞粘附，对肿瘤扩散产生影响；IL-6 靶向基因与细胞周期进程和凋亡抑制有关，可能对癌症的发展产生影响。

2. 适用范围

（1）食管癌患者。

（2）胃癌、结直肠癌筛查。

3. 关联检测项目

相关肿瘤标志物。

4. 注意事项

（1）可随机采血。

（2）标本为血清，采用促凝管。

（3）采血时须及时将血清吸出。

十九、　人白细胞抗原 B27（HLA-B27）检测

1. 项目意义

人白细胞抗原 B27（HLA-B27）是类风湿关节炎（RA）的标记性抗体，特异性高，对于早期类风湿关节炎或临床症状不典型的类风湿关节炎具有诊断意义。HLA-B27 与强直性脊柱炎（AS）有密切的相关性，90% 的 AS 患者 HLA-B27 呈阳性反应，而在正常人中的阳性率仅为 4%~7%。但并非 HIA-B27 阳性的人都会患 AS，据统计在 HLA-B27 阳性的人中约 20% 发生 AS 或其他一种关节病，如反应性关节病、牛皮癣关节病等。

强直性脊柱炎与 HLA-B27 相关性最强，有 90% 的患者 HLA-B27 为阳性，Reiter 综合征 HLA-B27 患者的阳性率为 37%~80%，反映性关节炎患者的阳性率为 30%~77%，银屑病关节炎和肠原性关节炎患者在伴有中轴关节受累时，HLA-B27 阳性率可达 30%，而类风湿关节炎患者 HLA-B27 的阳性率和正常人群相同，为 4%~8%，故 HLA-B27 检测在这些疾病的鉴别诊断上有较重要的意义。

2. 适用范围

鉴别强直性脊柱炎和类风湿关节炎。

3. 关联检测项目

（1）类风湿因子、抗"O"、血沉。

（2）全脊柱 MR、骶髂关节 X 线。

第七章

145

4. 注意事项

（1）采血时须空腹。

（2）标本为血清，采用促凝管。

二十、 抗链球菌溶血素 "O" 实验（抗 "O"）

1. 项目意义

溶血性链球菌产生的一种代谢产物能溶解红细胞，所以这种产物被取名为 "O" 溶血素，人体感染了 A 组溶血性链球菌后，"O" 溶血素在体内作为一种抗原物质存在，为了测定这种能中和链球菌溶血素 "O" 的抗体含量，就称为抗链球菌溶血素 "O" 试验。抗链球菌溶血素 "O"，简称抗 "O" 或 ASO。正常参考值为成人 0~200U/ml，儿童 < 250U。正常值因年龄、季节、气候、链球菌流行情况，尤其视地区情况而有所差别，类风湿时部分患者 ASO 升高在 400 单位以上。

抗 "O" 实验结果具有以下意义。

（1）抗 "O" 值超过 400 单位，提示有过溶血性链球菌感染。因此，凡由此菌感染所引起的疾病（如猩红热、丹毒、急性肾炎等）会使抗 "O" 值增高。由于抗 "O" 与血沉的变化均无特异性，即使在患者抗 "O"、血沉都增加的情况下，对活动性风湿病的诊断，仍应结合临床表现来考虑。

（2）某些与溶血性链球菌无明显关系的疾病，也会造成抗"O"值增加，如少数肝炎、肾病综合征、结核病、结缔组织疾病、亚急性感染性心内膜炎以及过敏性紫癜，鉴别诊断时应结合临床资料综合分析。

（3）高胆固醇血症、巨球蛋白血症、多发性骨髓瘤患者，ASO 也可增高。

2. 适用范围

（1）关节疼痛、风湿性关节炎患者。

（2）小儿风湿热、猩红热、风湿热、类风湿关节炎患者。

3. 关联检测项目

（1）风湿相关项目：类风湿因子、血沉、抗环瓜氨酸抗体。

（2）代谢相关项目：血脂、肝功能、肾功能。

（3）心血管相关项目：心电图、心脏彩超、肌钙蛋白、心肌酶。

4. 注意事项

（1）抽血前一天不吃过于油腻、高蛋白的食物，避免大量饮酒，血液中的酒精成分会直接影响检验结果。

（2）进行该检查的前一天的 20 时之后，应禁食。

（3）标本为血清，采用促凝管。

第七章

二十一、 类风湿因子（RF）检测

1. 项目意义

类风湿因子（RF）是一种以变性 IgG 为靶抗原的自身抗体，无种属特异性。类风湿关节炎（RA）患者和约 50% 的健康人体内有产生 RF 的 B 细胞克隆，在某些病理因素如变性 IgG 或 EB 病毒直接作用下，可大量合成产生 RF。RF 与天然 IgG 结合能力较差，但易与免疫复合物中的 IgG 或聚合 IgG 反应。RF 有 IgG、IgA、IgM、IgD、IgE 5 种类型，检测 RF 对 RA 的诊断、分型和疗效观察有重要意义。检测 RF 的方法很多，常用的有胶乳凝集试验和 ELISA 法，胶乳法主要测定的是 IgM 类 RF，ELISA 法则可用于测定不同 Ig 类别的 RF，而且还可实现定量检测，较有实用价值。

RF 检测结果具有以下意义。

（1）RA 患者血清中高效价的 RF 存在并伴有严重的关节功能受限时，常提示预后不良。未经治疗的 RA 患者 RF 阳性率约为 80%，胶乳法滴度常在 1∶160 以上，正常人中有 1%~4% 呈弱阳性反应。

（2）各类 Ig 中，IgG 类 RF 与 RA 患者的滑膜炎、血管炎和关节炎症状密切相关；IgA 类 RF 见于 RA、硬皮病，费尔蒂综合征和 SLE，是 RA 临床活动性的一个指标；关于 IgD 类 RF 的研究甚少；IgE 类 RF 除 RA 患者外，也见于费尔蒂综合征和青年型 RA；IgM 类 RF 的含量与 RA 的活动则无密切关系。

（3）在非 RA 患者中，RF 的阳性率随年龄的增加而增加，但这些人之后发生 RA 者极少。

2. 适用范围

（1）RA 患者。

（2）关节疼痛、四肢屈伸不利人群。

3. 关联检测项目

（1）抗"O"，血沉。

（2）抗环瓜氨酸抗体。

4. 注意事项

（1）进行该检查前一天的 20 时以后，应禁食。

（2）标本为血清，采用促凝管。

二十二、 抗环瓜氨酸多肽抗体（anti-CCP）检测

1. 项目意义

抗环瓜氨酸多肽抗体（anti-cyclic peptide containing citrulline，anti-CCP）是环状聚肌蛋白的多肽片段，是以 IgG 型为主的抗体。抗 CCP 抗体是由 RA 患者 B 淋巴细胞自发分泌的，而其他疾病患者和正常人群 B 淋巴细胞并不自发分泌抗 CCP 抗体。因此，抗 CCP 抗体对 RA 具有较高的特异性。其对 RA 的敏感性约为 76%，特异性约为 96%。

Anti-CCP 检测具有以下意义。

（1）对 RA 诊断的特异性高（90.4%~98.0%）。

（2）有助于 RA 的早期诊断。

（3）可能与 RA 的活动性相关。

（4）已有多数研究提示，anti-CCP 阳性与骨侵蚀程度相关，提示 RA 预后不良。

2. 适用范围

（1）关节疼痛、四肢活动受限患者。

（2）RA 患者。

3. 关联检测项目

（1）抗"O"。

（2）血沉、类风湿因子。

4. 注意事项

（1）进行该检查时须空腹采血。

（2）标本为血清，采用促凝管。

二十三、 雌二醇（E2）检测

1. 项目意义

雌激素的一种，含量最多，活性也最强，由卵巢内卵泡的颗粒细胞分泌，其代谢物是雌酮及雌三醇，含 18 个碳原子。其靶器官为子宫、阴道、输卵管和垂体。雌二醇是体内重点由卵巢成熟滤泡分泌的一种自然雌激素，能增进和调节女性器官及副性征的正常发育，对诊断性早熟、发育不良等内分泌及妇科疾病有一定价值。

E2 检测结果具有以下意义。

（1）E2 增高：见于女性性早熟、男性乳房发育、男性肥胖症、妊娠（尤其双胎或多胎）、雌激素分泌瘤、服用促排卵药物（如氯来芬）、男性女性化、卵巢疾患（如卵巢颗粒层细胞瘤、卵巢胚瘤、卵巢脂肪样细胞瘤、性激素生成瘤等）、无排卵性功能失调性子宫出血、肝硬化、心脏疾患（如心肌梗死、心绞痛、冠状动脉狭窄等）、系统性红斑狼疮等。

（2）E2 减低：见于卵巢疾患（如卵巢缺如或发育低下、原发性卵巢衰竭、卵巢囊肿）、葡萄胎、宫内死胎、妊娠期高血压疾病、下丘脑肿瘤、腺垂体功能减低、青春期延迟、原发性和继发性闭经、绝经、口服避孕药、恶性肿瘤、较大范围感染、肾功能不全等。

2. 适用范围

（1）肥胖、乳房早发育、尿失禁、消瘦、呼吸异常、体型异常、男性乳房大、毛发异常、色素异常、小儿早熟等人群。

（2）多发性卵巢囊肿综合征、子宫内膜异位、卵巢癌、垂体前叶功能减退症患者。垂体性闭经、月经不调或不孕者。

（3）卵巢功能评估、停经不孕症的评估、高危人群妊娠的追踪。

3. 关联检测项目

（1）内分泌激素相关项目：LH、FSH、T、P、PRL。

第七章

（2）内分泌相关脏器官超声检查：妇科彩超、乳腺彩超、阴囊彩超。

（3）脑垂体 MR。

4. 注意事项

（1）进行检查时无须空腹采血。

（2）采血须在经期第 2~3 天进行。

（3）标本为血清，采用促凝管。

二十四、 促黄体生成素（LH）检测

1. 项目意义

促黄体生成素（LH）是由腺垂体细胞分泌的一种糖蛋白类促性腺激素，可促进胆固醇在性腺细胞内转化为性激素。对于女性来说，其与促卵泡激素(FSH)共同作用促进卵泡成熟、分泌雌激素、排卵以及黄体的生成和维持、分泌孕激素和雌激素；对于男性来说，促黄体生产素促成睾丸间质细胞合成和释放睾酮。

LH 检测结果具有以下意义。

（1）LH 水平增高：见于多囊卵巢综合征（持续无排卵及雄性激素过多等）、原发性性腺功能低下、卵巢功能早衰、卵巢切除术后患者及更年期综合征或绝经期妇女。

（2）LH 水平降低：见于下丘脑 - 垂体促性腺功能不足，如下丘脑性

闭经。长期服用避孕药，使用激素替代治疗后，LH 和 FSH 水平可下降。

2. 适用范围

（1）鉴别原发性（卵巢性）闭经和继发性（垂体性）闭经（一般与 FSH 联合检测，后者血清 LH 降低）、鉴别原发性睾丸功能低下和继发性睾丸功能低下。

（2）鉴别青春期前儿童真性或假性性早熟。

（3）确定最佳受孕时间。（在月经周期中，LH 高峰一经出现，预示 24~36 小时卵巢排卵，因此在月经中期监测血清 LH 峰值，可以确定最佳受孕时间）

（4）月经失调、更年期肥胖、原发性闭经、继发性闭经、更年期功能失调性子宫出血、更年期抑郁、绝经过渡期人群。

3. 关联检测项目

（1）内分泌激素相关项目：E2、FSH、T、P、PRL。

（2）内分泌相关脏器官超声检查：妇科彩超、乳腺彩超、阴囊彩超。

（3）脑垂体 MR。

4. 注意事项

（1）月经周期中 LH 峰是一个相对短的时间，从开始到结束仅持续 48~50 小时。LH 很快从体内清除，通常仅在 1 天出现阳性，有时连续 2 天，所以，为检测到 LH 峰，受检者应每天进行测试，建议在预测峰值（月经来潮前 14~18 天）出现的前 2~3 天开始进行。

（2）该检查无须空腹采血。

（3）采血须在经期第 2~3 天进行。

（4）标本为血清，采用促凝管。

二十五、 促卵泡激素（FSH）检测

1. 项目意义

促卵泡激素是垂体前叶嗜碱性细胞分泌的一种激素，成分为糖蛋白，主要作用为促进卵泡成熟。促卵泡激素可促进卵泡颗粒层细胞增生分化，并促进整个卵巢长大，而其作用于睾丸曲细精管则可促进精子形成。促卵泡激素在人体内呈脉冲式分泌，随女性的月经周期而改变。测定血清中的促卵泡激素对了解垂体内分泌功能、间接了解下丘脑及卵巢的功能状态、预测排卵时间、不孕和内分泌疾病的诊断治疗都有重要的意义。

FSH 检测结果具有以下意义。

（1）促卵泡激素降低：见于雌激素和孕酮治疗、继发性性功能减退症、垂体功能减退症、希恩综合征（又称席汉综合征）、多囊卵巢综合征、晚期腺垂体功能减退症等。

（2）促卵泡激素升高：见于睾丸精原细胞瘤、克兰费尔特（Klinefelter）综合征、特纳（Turner）综合征、原发性闭经、先天性卵巢发育不全、使用肾上腺皮质激素治疗后、原发性生殖功能减退症、卵巢性肥胖、早期腺垂体功能亢进症。

特纳综合征是一种性染色体只有一条 X 染色体的遗传病。（正常男性

的性染色体应该有 XY 两条，正常女性的性染色体有 XX 两条）

克兰费尔特综合征是性染色体为 XXY 的一种遗传病。这种患者既有部分男性特征，又有部分女性特征。

希恩综合征是垂体缺血性萎缩坏死，分泌激素功能减退后引起的一系列疾病。

2. 适用范围

（1）卵泡囊肿、毛发增多、性交疼痛、外阴痛者。

（2）绝经、月经量多、产后出血者。

3. 关联检测项目

（1）内分泌激素相关项目：E2、LH、T、P、PRL。

（2）内分泌相关脏器官超声检查：妇科彩超、乳腺彩超、阴囊彩超。

（3）脑垂体 MR。

4. 注意事项

（1）进行该检查时无须空腹采血。

（2）采血须在经期第 2~3 天进行。

（3）服用避孕药、雌激素或处在妊娠期可影响血清促卵泡激素的测定，故检测时需要注意；由于血清中的促卵泡激素生理变化较大，在判断解释某一病理现象时，应重复测定多次，以免错误判断。

（4）标本为血清，采用促凝管。

二十六、 孕酮（P）检测

1. 项目意义

孕酮（P）又称黄体酮。其在卵巢、肾上腺皮质和胎盘中合成，尿中主要代谢产物是孕二醇。由于促黄体生成素（LH）和促卵泡激素（FSH）的影响，在正常月经周期的排卵期卵巢分泌孕酮增加，排卵后6~7天达高峰。排卵后的黄体是月经期间孕酮的主要来源，如果卵子未受精，则黄体萎缩出现月经，孕酮水平下降；如果卵子受精，由于来自胎儿胎盘分泌的促性腺激素的刺激，黄体继续分泌孕酮；妊娠第7周开始胎盘分泌孕酮的自主性增强，在量上超过黄体，孕酮可抑制子宫兴奋性，此种对子宫收缩的抑制作用可持续至分娩前。

P检测结果具有以下意义。

（1）双胎或多胎妊娠由于胎盘体积增大，P分泌增多，血清P水平多较单胎妊娠者明显升高。

（2）先天性17α-羟化酶缺乏症患者由于P降解减少，导致血清P水平升高。

（3）妊娠高血压综合征、子宫内膜腺瘤等情况下血中P多升高。

（4）原发性或继发性闭经、早产、不孕症、异位妊娠或黄体功能不全等可出现血清P下降。

2. 适用范围

（1）无排卵型功能失调性子宫出血、卵巢泡膜细胞瘤、月经过多、闭经溢乳综合征、围绝经期综合征患者。

（2）确定排卵、死胎，排除异位妊娠。

3. 关联检测项目

（1）内分泌激素相关项目：E2、LH、FSH、T、PRL。

（2）内分泌相关脏器官超声检查：妇科彩超、乳腺彩超。

（3）脑垂体 MR。

4. 注意事项

（1）该检查无须空腹采血。

（2）该检查在月经期第 2~3 天时进行。

（3）未怀孕的女性，孕酮在每次月经周期的后半段才由卵巢黄体大量分泌；怀孕（第三个月开始）的女性，胎盘也可大量分泌孕酮。

（4）标本为血清，采用促凝管。

二十七、 垂体泌乳素（PRL）检测

1. 项目意义

垂体泌乳素是一种多肽激素，也叫催乳素（PRL），是脑垂体所分泌的激素中的一种。在妇女怀孕后期及哺乳期，垂体泌乳素分泌旺盛，以促进乳腺发育与泌乳。

PRL 检测还具有以下意义。

（1）垂体泌乳素对乳腺的作用：PRL 可引起并维持泌乳。在女性青春期乳腺的发育中，雌激素、孕激素、生长素、皮质醇、胰岛素、甲状腺激素及 PRL 起着重要的作用；到妊娠期，PRL、雌激素与孕激素分泌增多，使乳腺组织进一步发育，具备泌乳能力却不泌乳。原因是此时血中雌激素与孕激素浓度过高，抑制 PRL 的泌乳作用。

（2）垂体泌乳素对性腺的作用：PRL 与 LH 配合，促进黄体形成并维持分泌孕激素，但大剂量的 PRL 又能使黄体溶解。PRL 对人类的卵巢功能也有一定的影响，随着卵泡的发育成熟，卵泡内的 PRL 含量逐渐增加。

（3）垂体泌乳素增高：见于妊娠、哺乳、垂体肿瘤、肉芽肿、头颅咽管瘤、组织细胞增生症、肢端肥大症、垂体腺瘤向蝶鞍上部转移、低血糖、应激状态、原发性甲状腺功能减退症、前胸部损伤(创伤、手术、带状疱疹)、精神疾病、药物(降压剂、安定剂、避孕药、镇静药)的服用、多囊性卵巢、肾功能不全等。

（4）垂体泌乳素降低：见于希恩综合征（席汉综合征）、垂体前叶功能减退症、催乳素单一缺乏症、部分垂体肿瘤。

2. 适用范围

（1）评定下丘脑－垂体功能。（其为评定下丘脑－垂体功能的一项重要指标，特别是对垂体催乳素瘤）

（2）各种因素引起的高催乳素血症者。

（3）溢乳症、男性性功能障碍、不孕症、月经异常的诊断。

3. 关联检测项目

（1）E2、HL、FSH、P、T。

（2）垂体 MR、乳腺彩超。

4. 注意事项

（1）某些部位特别是胸部的皮肤受刺激，包括周围神经损伤引起的剧痛，都可以通过神经传递到下丘脑而引起泌乳素增高，故进行该检查前应避免剧烈运动。

（2）检查前无须空腹，可随机采血。

（3）标本为血清，采用促凝管。

二十八、　睾酮（T）检测

1. 项目意义

睾酮（testosterone，T），又称睾丸酮或睾甾酮，是一种类固醇激素，为人体主要的雄性激素，也是雄性激素中活性最强的一种。T 在男性体内主要由睾丸间质细胞分泌，女性雄激素主要来源于卵巢、肾上腺皮质及非内分泌组织对激素前体的周围性转化。T 可促使中肾管发育附睾、输精管和精囊，促使外生殖器官及第二性征的生长发育，影响精子的生成，不论对于男性或女性的健康，它都有着重要的影响，可增强性欲、力量、免疫功能、对抗骨质疏松症等功效。另外，T 还具有促进蛋白合成、促进骨骼生长、促进肾脏促红细胞生成素的产生、对抗雌激素、维持正常的性功能等重要生理作用。

T检测具有以下意义。

（1）T增高：特发性男性性早熟、家族性男性性早熟、肾上腺皮质增生、肾上腺皮质肿瘤（腺癌显著增高，腺瘤亦常增高）、睾丸肿瘤、睾丸女性化、多囊卵巢综合征、卵巢雄性化肿瘤、松果体瘤、特发性多毛症、甲状腺功能减退和雌激素治疗中等。

（2）T降低：唐氏综合征、尿毒症、肌强直营养不良征、肝功能不全、隐睾症、原发性或继发性性腺功能减退症（克兰费尔特综合征、卡尔曼综合征等）、雄激素治疗停药后等。

（3）巴比妥类镇静剂、氯米芬、促性腺激素及口服避孕药可使睾酮升高，地塞米松、地高辛及酒精使结果偏低。

2. 适用范围

（1）多囊卵巢综合征及部分女性多毛症患者等。

（2）性早熟、原发性睾丸发育不全、性幼稚症者。

（3）男性乳房发育者、性功能低下者、内分泌失调的女性、生长发育异常者、痤疮患者等。

3. 关联检测项目

（1）内分泌激素相关项目：E2、LH、FSH、PRL。

（2）阴囊彩超、妇科彩超。

（3）脑垂体MR。

4. 注意事项

（1）该检查无须空腹采血。

（2）标本为血清，采用促凝管。

二十九、 **甲状腺彩超**

1. 项目意义

甲状腺是人体重要的内分泌器官。它位于颈部甲状软骨下方，气管两旁，形似蝴蝶，犹如盾甲，故以此命名。甲状腺控制使用能量的速度、制造蛋白质、调节身体对其他激素的敏感性。甲状腺依靠制造甲状腺素来调整这些反应，甲状腺也生产降钙素（calcitonin），调节体内钙的平衡。甲状腺彩超检查、甲状旁腺彩超检查是使用彩超对甲状腺、甲状旁腺进行的超声检查。正常甲状腺表面光滑，无特殊异常血流信号，无异常淋巴结肿大，回声均匀。

甲状腺彩超检测的意义如下。

（1）确定肿物是否位于甲状腺内，是弥漫性的还是局限性的。

（2）鉴别肿物是囊性还是实性。

（3）确定肿物是单发还是多发。

（4）可判断肿物是良性还是恶性。

（5）可对手术后或用药后疗效进行随访。彩超可以发现 ≥ 0.5cm 的结节及结节数目。

第七章

（6）彩超诊断原发性甲状旁腺功能亢进的敏感性为 66%~88.4%，其不仅能够提高普通二维超声对甲状旁腺小病变检测的敏感性，而且有助于定位诊断，也易于进行甲状腺和淋巴结肿物的鉴别。

2. 适用范围

（1）筛查甲状腺结节疾病。

（2）甲状腺肿物、炎症等的早期检测。

（3）健康体检。

3. 关联检测项目

（1）甲状腺功能。

（2）甲状腺 MR。

4. 注意事项

进行该检查时无须空腹。

三十、 肾上腺彩超

1. 项目意义

肾上腺是人体相当重要的内分泌器官。由于其位于两侧肾脏的上方，故名肾上腺。肾上腺左右各一，共同为肾筋膜和脂肪组织所包裹，左肾上腺呈半月形，右肾上腺呈三角形。肾上腺两侧共重约 30g，从侧面观察，腺体分肾上腺皮质和肾上腺髓质两部分，周围部分是皮质，内部是髓质，两者在发生、结构与功能上均不相同，实际上是两种内分泌腺。肾上腺疾病彩超检查以扇形实时超声显像仪为优，可用凸阵式超声显像仪，用线阵式超声显像仪也可收到较好的效果。超声探头频率多采用 2.5~3.5MHz，检查前无须进行特殊准备，检查时的体位有仰卧位和俯卧位。

肾上腺彩超可提示以下情况。

（1）肾上腺皮质增生：肾上腺皮质增生是指肾上腺非肿瘤性皮质亢进，其有原发性和继发性两种类型。一般皮质增生均为双侧性病变，仅个别病例为单侧性，如病程长，最终也发展为双侧性。

（2）肾上腺囊肿：较少见，按其病理性质可分为寄生虫性囊肿、上皮性囊肿、内皮性囊肿、假性囊肿这 4 类。

（3）肾上腺皮质腺瘤：多发生于一侧，单发多见，瘤体一般较小，多为 1~2cm，呈圆形或椭圆形，有被膜，生长缓慢，但有恶变的可能性，瘤体内可有出血、液化、坏死和囊性变。

（4）肾上腺嗜铬细胞瘤：约 90% 发生于肾上腺髓质，是肾上腺髓质中最常见的肿瘤，多数为单侧发病，双侧发生者占 10%，且多见于儿童和家族性患者；肾上腺以外的嗜铬细胞瘤约占 10%，主要发生于肾门、腹主动脉旁、膀胱等处的交感神经节和嗜铬组织内。

（5）肾上腺结核：多是双侧性病变，亦可单侧发病。常与肾结核、腹膜结核和附睾结核同时存在，当病理检查见肾上腺被破坏超过 50% 时，才出现各种临床表现。

（6）肾上腺转移瘤：肾上腺为体内较易发生转移瘤的部位，其中肺癌转移最为常见，其次是乳腺癌、甲状腺癌、结肠癌和黑色素瘤等，淋巴瘤、肾癌亦可直接侵犯肾上腺。转移瘤可单侧或双侧发病，可单发或多发。

2. 适用范围

（1）筛查肾上腺囊肿。

（2）筛查肾上腺肿瘤。

3. 关联检测项目

肾上腺 CT 检查。

4. 注意事项

检查时的体位有仰卧位和俯卧位。

三十一、 垂体 MR 平扫 + 增强

1. 项目意义

垂体，位于丘脑下部的腹侧，为一卵圆形小体，是人体内最复杂的内分泌腺。其所产生的激素不但与身体骨骼和软组织的生长有关，且可影响内分泌腺的活动。成人垂体大小约 1.2cm × 1.0cm × 0.5cm，平均重量为 750mg（男性为 350mg~700mg，女性为 450mg~900mg），在女性妊娠时呈现生理性肥大。垂体可分为腺垂体和神经垂体两大部分，位于前方的腺垂体来自胚胎口凹顶的上皮囊（拉特克囊），其包括垂体前叶和中间部，是腺组织，具有制造贮存和分泌多种多肽激素的功能，对生长发育、新陈代

谢、性的功能等均有调节作用，并能影响其他分泌腺的活动；神经垂体包括垂体的后叶和漏斗部或神经柄，它是下丘脑某些神经元的轴突部分，下丘脑神经细胞所产生的下丘脑 – 神经垂体激素便贮存于此，后叶分泌催产素和加压素有升高血压、刺激子宫收缩和抗利尿作用。垂体可通过 CT 检查，也可通过 MR 检查。

2. 适用范围

了解垂体是否存在占位性病变、鉴别肿块性质、排除垂体炎症等。

3. 关联检测项目

（1）激素六项、甲状腺功能、肾上腺皮质激素等。

（2）增强项目须结合肝功能、肾功能。

4. 注意事项

（1）进行该检查时须空腹。

（2）先做平扫后增强。

（3）有核磁共振检测相关禁忌证者不进行该检查。

第七章

第八章　运动系统

一、肌酸激酶（CK）、肌酸激酶同工酶（CK-MB）检测

1. 项目意义

肌酸激酶（CK）主要的生理功能是参与细胞内能量的产生，因此普遍存在于消耗能量高的细胞（如骨骼肌和心肌），也存在于脑、平滑肌细胞和精子中。CK 主要由两种亚单位形成三种同工酶：CK-BB，分布于脑、肺；CK-MM，分布于骨骼肌；CK-MB，分布于心肌。CK 浓度测定主要用于肌肉损伤的诊断，CK-MB 可协助诊断急性心肌梗死。

2. 适用范围

（1）有胸痛，疼痛范围放射至左肩、颈部、下颌、背部，且休息也无法解除，疼痛持续超过 30 分钟者。

（2）全身出冷汗、面色苍白、四肢冰冷、恶心呕吐、全身虚弱无力、呼吸困难甚至休克者。

（3）健康体检。

3. 关联检测项目

（1）肌钙蛋白。

（2）心电图、心脏 CTA。

4. 注意事项

检查前几天避免剧烈运动。

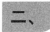 **骨钙素（OC）检测**

1. 项目意义

骨钙素 -N 端肽由成骨细胞分泌，大部分与钙、磷及羟基磷灰石晶体结合沉积于骨基质，参与骨矿化。在骨吸收过程中，基质中的骨钙素又可降解释放到血液。因此，骨钙素是评价骨形成和骨转换率的特异性指标，是成骨细胞功能和骨质矿化的特殊标志物，是判断骨质疏松症及代谢性骨病的重要指标，对骨质疏松综合征、钙代谢异常等疾病诊断有重要的参考价值。

2. 适用范围

（1）怀疑骨质疏松者。

（2）钙代谢异常者。

（3）健康体检。

3. 关联检测项目

（1）BALP、维生素 D_3。

（2）骨质疏松检测。

4. 注意事项

（1）该检查无须空腹采血。

（2）标本为血清，采用促凝管。

三、 骨碱性磷酸酶（BALP）检测

1. 项目意义

骨碱性磷酸酶（BALP）由成骨细胞分泌，在成骨的过程中水解磷酸酯，促进羟磷灰石沉积，同时还可以水解焦磷酸盐，解除其抑制骨盐形成的作用，最终有利于成骨，是反映成骨细胞活性和骨形成的敏感且特异的标志物之一。由于骨形成及骨吸收是相互耦联的，因此骨碱性磷酸酶水平可以较好反映骨代谢的总体情况。

2. 适用范围

（1）年老、易骨折人群。

（2）怀疑骨质疏松者。

（3）骨代谢异常者。

（4）健康体检。

3. 关联检测项目

（1）维生素 D_3、骨钙素。

（2）骨质疏松检测。

4. 注意事项

（1）该检查无须空腹采血。

（2）标本为血清，采用促凝管。

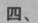 四、 数字化 X 线颈椎正侧位 + 双斜位 + 张口位 + 过屈过伸位片

1. 项目意义

数字化 X 线颈椎正侧位 + 双斜位 + 张口位 + 过屈过伸位片有助于观察受检者颈椎的生理曲度，骨质是否增生，有无韧带钙化，椎间隙等解剖位置的情况，结合症状及体征可以提示颈椎疾病的初步诊断。

2. 适用范围

（1）椎动脉创伤性栓塞、颈型颈椎病、小儿颈椎融合综合征、棘突压痛、短暂性大脑缺血性发作、痉挛性斜颈、臂丛神经痛、颈椎管狭窄症、颈肋综合征、急性颈椎间盘突出症等相关疾病者。

（2）有头部重压感、头部紧束感、淤肿、肩背颈项痛、腱鞘厚化、僵颈、颈椎间盘突出等相关症状的人群。

3. 关联检测项目

（1）颈部血管彩超。

（2）TCD。

（3）颅脑 MRA、颈椎 MR。

4. 注意事项

（1）一般幼儿不宜进行该项检查。

（2）孕妇及有备孕计划人群禁止进行该项检查。

五、 **数字化 X 线胸椎正侧位片**

1. 项目意义

数字化 X 线颈椎正侧位片有助于观察胸椎的骨质、形态、关节间隙、椎间盘、棘突、关节突及两侧软组织的情况。

2. 适用范围

（1）胸椎侧弯、畸形者。

（2）胸骨疼痛人群。

3. 关联检测项目

全脊柱功能检测、胸椎 MR。

4. 注意事项

（1）一般幼儿不宜进行该项检查。

（2）孕妇及有备孕计划人群禁止进行该项检查。

六、 数字化 X 线腰椎正侧位片

1. 项目意义

数字化 X 线腰椎正侧位片有助于观察腰椎的骨质、形态、关节间隙、椎间盘、棘突、关节突及两侧软组织的情况。

2. 适用范围

（1）有腰椎管狭窄症、腰椎间盘突出症等相关疾病者。

（2）有腰疼、腿麻、下肢乏力等症状的人群。

3. 关联检测项目

全脊柱功能检测、腰椎 MR。

4. 注意事项

（1）一般幼儿不宜进行该项检查。

（2）孕妇及有备孕计划人群禁止进行该项检查。

七、 数字化 X 线骶椎正侧位片

1. 项目意义

数字化 X 线骶椎正侧位片有助于观察骶骨和尾骨骨质及形态的情况。

2. 适用范围

骶尾部外伤、疼痛者。

3. 关联检测项目

全脊柱功能检测、骶椎 MR。

4. 注意事项

（1）一般幼儿不宜进行该项检查。

（2）孕妇及有备孕计划人群禁止进行该项检查。

八、 数字化 X 线双膝关节正侧位片

1. 项目意义

数字化 X 线双膝关节正侧位片有助于观察膝关节的关节间隙、股骨下

端、胫骨和腓骨上端、髌骨的骨质及周围软组织的情况。

2. 适用范围

膝关节疼痛、外伤者。

3. 关联检测项目

（1）血沉、ASO、RF。

（2）抗 CCP 抗体。

（3）膝关节 MR。

4. 注意事项

（1）一般幼儿不宜进行该项检查。

（2）孕妇及有备孕计划人群禁止进行该项检查。

九、 颈椎椎间盘 CT 平扫 + 三维重建

1. 项目意义

颈椎椎间盘 CT 平扫 + 三维重建可筛查颈椎椎间盘退行性病变和椎间盘突出症，原发性、继发性颈椎骨肿瘤及椎旁肿瘤等。

2. 适用范围

（1）有椎动脉创伤性栓塞、颈型颈椎病、小儿颈椎融合综合征、棘

突压痛、短暂性大脑缺血性发作、痉挛性斜颈、臂丛神经痛、颈椎管狭窄症、颈肋综合征、急性颈椎间盘突出症等相关疾病者。

（2）有头部重压感、头部紧束感、淤肿、肩背颈项痛、腱鞘厚化、僵颈、颈椎间盘突出等相关症状的人群。

3. 关联检测项目

（1）颈部血管彩超、TCD。

（2）颅脑 MRA。

4. 注意事项

（1）一般幼儿不宜进行该项检查。

（2）孕妇及有备孕计划人群禁止该项检查。

十、 腰椎椎间盘 CT 平扫 + 三维重建

1. 项目意义

腰椎椎间盘 CT 平扫 + 三维重建可筛查腰椎间盘退行性病变和腰椎间盘突出症，原发性、继发性腰椎骨肿瘤和椎旁肿瘤等。

2. 适用范围

（1）脊柱外伤、各种原因的椎管狭窄、椎间盘退行性病变和椎间盘突出，原发性、继发性脊椎骨肿瘤和椎旁肿瘤，椎管内占位病变患者。

（2）脊柱感染性疾病、脊柱结核、化脓性脊柱炎、先天性畸形和发育异常、脊柱退行性病变患者。

3. 关联检测项目

全脊柱功能检测。

4. 注意事项

（1）一般幼儿不宜进行该项检查。
（2）孕妇及有备孕计划人群禁止进行该项检查。

十一、　颈椎 MR 平扫

1. 项目意义

颈椎 MR 平扫可筛查颈椎椎体、椎间盘、周围软组织、韧带、血管等的相关疾病。

2. 适用范围

（1）有椎动脉创伤性栓塞、颈型颈椎病、小儿颈椎融合综合征、棘突压痛、短暂性大脑缺血性发作、痉挛性斜颈、臂丛神经痛、颈椎管狭窄症、颈肋综合征、急性颈椎间盘突出症等相关疾病者。
（2）有头部重压感、头部紧束感、淤肿、肩背颈项痛、腱鞘厚化、僵颈、颈椎间盘突出等相关症状者。

3. 关联检测项目

（1）颈部血管彩超、TCD。

（2）颅脑 MRA。

4. 注意事项

（1）绝对禁忌证：装有心脏起搏器、人工心脏金属瓣膜、冠状动脉支架、金属血管夹者及早期妊娠者。

（2）相对禁忌证：扫描野内或附近含有铁磁性物品者（有金属义齿者不能做鼻咽、口腔检查，体内有金属药泵者忌行相应部位检查，有宫内节育器者不能做盆腔检查）；幽闭恐惧症患者；不能平卧 30 分钟以上、神志不清、严重缺氧烦躁不安需要抢救的患者。

十二、 胸椎 MR 平扫

1. 项目意义

胸椎 MR 平扫可筛查胸椎椎体、椎间盘、周围软组织、韧带、血管等的相关疾病。

2. 适用范围

（1）胸椎侧弯、畸形者。

（2）胸骨疼痛人群。

3. 关联检测项目

全脊柱功能检测。

4. 注意事项

（1）绝对禁忌证：装有心脏起搏器、人造心脏金属瓣膜、冠状动脉支架、金属血管夹者及早期妊娠者。

（2）相对禁忌证：扫描野内或附近含有铁磁性物品（有金属义齿者不能做鼻咽、口腔检查，体内有金属药泵者忌行相应部位检查，有宫内节育器者不能做盆腔检查）；幽闭恐惧症患者；不能平卧30分钟以上、神志不清、严重缺氧烦躁不安需要抢救的患者。

十三、 腰椎 MR 平扫

1. 项目意义

腰椎 MR 平扫可筛查腰椎椎体、椎间盘、周围软组织、韧带、血管等的相关疾病。

2. 适用范围

（1）脊柱外伤、各种原因的椎管狭窄、椎间盘退行性病变、椎间盘突出者，原发性、继发性脊椎骨肿瘤和椎旁肿瘤、椎管内占位病变者。

（2）脊柱感染性疾病、脊柱结核、化脓性脊柱炎、先天性畸形和发

第八章

育异常、脊柱退行性病变患者。

3. 关联检测项目

全脊柱功能检测。

4. 注意事项

（1）绝对禁忌证：装有心脏起搏器、人造心脏金属瓣膜、冠状动脉支架、金属血管夹者及早期妊娠者。

（2）相对禁忌证：扫描野内或附近含有铁磁性物品（有金属义齿者不能做鼻咽、口腔检查，体内有金属药泵者忌行相应部位检查，有宫内节育器者不能做盆腔检查）；幽闭恐惧症患者；不能平卧 30 分钟以上、神志不清、严重缺氧烦躁不安需要抢救的患者。

十四、 骨关节 MR 平扫

1. 项目意义

骨关节 MR 平扫可检查骨关节周围肌肉、韧带病变，特别是针对韧带受伤、半月板损伤者。

2. 适用范围

（1）四肢外伤、肌肉疼痛人群。

（2）关节疼痛、关节炎、关节积液人群。

3. 关联检测项目

（1）血沉、ASO、RF。

（2）抗 CCP 抗体。

4. 注意事项

（1）绝对禁忌证：装有心脏起搏器、人造心脏金属瓣膜、冠状动脉支架、金属血管夹者及早期妊娠者。

（2）相对禁忌证：扫描野内或附近含有铁磁性物品（有金属义齿者不能做鼻咽、口腔检查，体内有金属药泵者忌行相应部位检查，有宫内节育器者不能做盆腔检查）；幽闭恐惧症患者；不能平卧 30 分钟以上、神志不清、严重缺氧烦躁不安需要抢救的患者。

十五、 全脊柱功能检测

1. 项目意义

全脊柱功能检测是针对脊椎、胸椎、腰椎和骶椎生理功能的一种安全、快速、无辐射的检测方法，主要检测脊柱的肌肉张力和关节活动度的异常情况，有助于脊柱功能性病变的早期筛查和预警。

2. 适用范围

（1）脊柱相关疾病（如头痛、头晕、落枕）的预防与早期干预。（借

此延缓乃至逆转疾病进程，避免脊柱功能早衰）

（2）颈椎病、颈椎间盘突出、颈肩综合征、脊柱侧弯、脊柱小关节紊乱者。

（3）腰背肌肌肉痉挛、疼痛者，腰肌劳损、腰椎间盘突出、坐骨神经痛、骶髂关节痛、骨盆旋移、长短腿者。

3. 关联检测项目

（1）颈部、椎基底动脉彩超。

（2）脊柱 X 线 /CT、全脊柱 MR。

4. 注意事项

有下列情况者不建议进行该项检查：脊柱骨或软组织的肿瘤疾病；安装心脏支架、心脏起搏器或患有其他严重心脏病；急性骨折、骨关节感染性疾病（如关节盘炎、骨髓炎、结核病）或严重的骨质疏松；炎性关节病变（强直性脊柱炎、类风湿关节炎）；化脓性关节炎；急性骨折或骨折不愈；软骨发育不全。

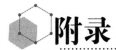

附录

常见体检项目缩略词中外文对照

缩略词	中文名
ATG	抗甲状腺球蛋白抗体
AT-Ⅲ	抗凝血酶Ⅲ
AFP	甲胎蛋白定量
AFP-L3	甲胎蛋白异质体
anti-O	抗链球菌溶血素"O"实验
AFU	岩藻糖苷酶
AMH	抗穆勒氏管激素
BALP	骨碱性磷酸酶
CYFRA21-1	细胞角蛋白19片段

缩略词	中文名
CAGE	自身抗体CAGE
CEA	癌胚抗原
CA19-9	癌抗原CA19-9
CA242	癌抗原CA242
CA72-4	癌抗原CA72-4
CA125	癌抗原CA125
CCP	抗环瓜氨酸抗体
CK	肌酸激酶
CK-MB	肌酸激酶同工酶

缩略词	中文名
DCP	异常凝血酶原
E2	雌二醇
EBV	EB 病毒
FOB	大便隐血试验
FPSA	游离前列腺特异性抗原
FSH	促卵泡激素
FT3	游离三碘甲状腺原氨酸
FT4	游离甲状腺素
GADA	抗谷氨酸脱羧酶抗体
GAGE7	自身抗体 GAGE7
GBU4-5	自身抗体 GBU4-5
HE4	人附睾蛋白 4
HPV-DNA	人乳头瘤病毒
HbA1c	糖化血红蛋白

缩略词	中文名
HLA-B27	人白细胞抗原 B27
ICA	胰岛细胞抗体
IAA	胰岛素自身抗体
IL-6	白细胞介素 6
Lp-PLA2	脂蛋白相关磷脂酶 A2
LH	促黄体生成素
MAGE A1	自身抗体 MAGE A1
MPO	外周血髓过氧化物酶
NT-proBNP	N 末端 B 型尿钠肽前体
NMP22	尿核基质蛋白
NSE	神经元特异性烯醇化酶
OC	骨钙素
PTH	甲状旁腺激素
PRL	垂体泌乳素

缩略词	中文名
P	孕酮
PSA	前列腺特异性抗原
p53	自身抗体 p53
PGP9.5	自身抗体 PGP9.5
PG	胃蛋白酶原
SCC	鳞状上皮细胞癌抗原测定
SOX2	自身抗体 SOX2
TCT	薄层液基细胞学

缩略词	中文名
T	睾酮
T3	血清三碘甲状腺原氨酸
T4	血清甲状腺素
TSH	促甲状腺素
TPOAb	抗甲状腺过氧化物酶自身抗体
TG	甲状腺球蛋白
TCD	经颅多普勒

二、　参考文献

[1] 葛均波，徐永健，王辰．内科学 [M]．9 版．北京：人民卫生出版社，2018.

[2] 陈孝平，汪建平，赵继宗．外科学 [M]．9 版．北京：人民卫生出版社，2018.

[3] 万学红，卢雪峰．诊断学 [M]．9 版．北京：人民卫生出版社，2018.

[4] 谢幸，吕卫国，王新宇．妇产科学 [M]．9 版．北京：人民卫生出版社，2018.

[5] 尚红，王毓三，申子瑜．全国临床检验操作规程 [M]．4 版．北京：人民卫生出版社，2014.

[6] 张曼．医学检验结果导读 [M]．北京：化学工业出版社，2015.

[7] WS/T 459—2018, 常用血清肿瘤标志物检测的临床应用和质量管理 [S].

[8] 中华医学会检验分会，卫生部临床检验中心，中华检验医学杂志编辑委员会．肿瘤标志物的临床应用建议 [J]．中华检验医学杂志，2012,35（2）：103-116.

[9] 中国肺癌防治联盟，中华医学会呼吸病学分会肺癌学组，中国医师协会呼吸医师分会肺癌工作委员会．肺癌筛查与管理中国专家共识 [J]．国际呼吸杂志，2019, 39（21）：1604-1615.

[10] 中华医学会，中华医学会杂志社，中华医学会全科医学分会，中华医学会《中华全科医师杂志》编辑委员会，心血管系统疾病基层诊疗指南编写专家组．基层常见疾病诊疗指南 [J]．中华全科医师杂志，2019, 18（5）：406-416.